生酮飲食的
疾病斷根法

第一本華人醫生
臨床生酮寶典

作者／自然醫學

王群光醫師

CONTENTS

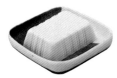

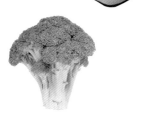

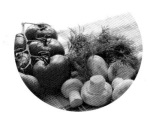
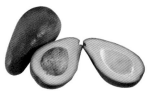

緣起
進入生酮飲食領域的心路歷程

　　目前（2018年），不論在美國、台灣乃至全世界的老百姓或是營養師，甚至醫師都在遵奉「要吃低脂飲食，人才會健康」的觀念，雖然這是荒謬的錯誤說法，但卻是現階段的「主流」。

　　自2014年開始，各種形式的生酮飲食（低醣高油）開始在歐美日等國風行起來，有不少先進的研究機構大力推動生酮飲食，生酮飲食的書籍也如雨後春筍般出版，一時蔚為新健康飲食風潮。台灣出版界也翻譯出版了不少國外生酮飲食推廣書籍，但這股風潮在台灣卻僅止於民間層次，完全吹不進醫療學術單位；衛生行政機構對於「生酮」這個字眼也極度敏感，甚至曾有餐飲業者因為在說明書上寫「生酮麵包」而受罰。

　　根據個人在台灣隨機詢問的結果顯示，一百位醫師中，認同低醣生酮飲食者，百不得其一。這少少的醫師中，又多以非第一線臨床醫師居多，如復健科、麻醉科、放射線科醫師等。

　　至於新陳代謝科醫師，能「認同」生酮飲食者，到目前為止，還沒有遇見過；至於像作者這樣，不但自己徹底執行「斷醣生酮飲食」多年，更以「常醣」、「低醣」、「斷醣」高（好）油生酮飲食，來作為所有疾病的自然療法食療處方的醫師，可以說是稀有動物吧！

醫學院沒有教「如何預防生病」

　　作者接受傳統西醫學教育，畢業後從事的臨床工作頗多樣化，曾在加護病房、麻醉科、骨科、外科、急診科服務過。之前的我，也跟其他西醫師一樣，都是藥物的堅定支持者，不但瞧不起「不科學的」中醫，對於各種民間的養生方法、自然療法更是嗤之以鼻。頗有「萬

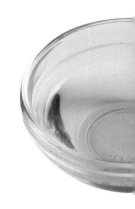

般皆下品，唯有西醫高」的氣概，認為只有西醫學才能算是真的實證科學，其他都是不入流的江湖郎中。人不管生了什麼病，「吃藥治病」是唯一的解方，不然幹嘛要有「醫師」？。

　　作者現今年屆70，竟然徹底頓悟且堅決奉行黃帝內經的陰陽理論。除非是急症，為了救命不得不採取藥物治療之外，強調任何慢性疾病都不可以用藥物來治療，生酮飲食療法則是這把可以治百病的萬能鑰匙。這反差怎麼會如此巨大呢？其間轉變的心路歷程到底又是如何呢？讀者或許很有興趣知道吧！

　　作者從事自然醫學已逾十年了。前來診所掛號看診的患者可不是為了普通的小病來的，幾乎都是大病，尤其是吃了多年中藥西藥，都藥石罔效的重症患者，甚至瀕臨瞎眼、洗腎的患者，説來真是慚愧，最主要的處方也只不過是「生酮飲食」一道食療處方而已。當然，看各人的情況，他到底是要吃「常醣」、「低醣」還是「斷醣」生酮飲食，則因病而異。

　　西醫學的教科書，大都是在藥廠、醫療儀器廠的指導下編寫成的，醫學系學生的養成教育，也都是注重訓練學生如何應用各種科學儀器（如驗血、超音波、X光、MRI、CT、PET、血管攝影、胃鏡、大腸鏡、膀胱鏡），及判讀其結果，再進一步對疾病做精確的診斷，然後採用藥物或手術來加以「治療」，成了垂直整合的流水式生產線；現有醫療產業的發展目的策略，並不是設定在要如何讓人不生病，而是人一旦生了病，只要想辦法用藥物來把病情「控制住」就好。

　　正因為如此，醫學系養成教育並不注重教導營養學，營養學只有一個學分，修一學期。回想起來，教科書及醫學系老師，幾乎不曾告訴我們要「如何預防生病」，而只是「生了病要如何用藥物來治療」；所謂「醫學教育」，絕對不是訓練出可以教導人怎樣做才不會生病的醫生，而只是訓練出如何幫儀器廠及藥廠賺錢，名字叫做「醫生」的「打工仔」，現今的醫學教育就像一個秘密的黑洞而醫院這巨塔並非白色，而是黑色的。

　　我也跟其他醫師一樣，經過專業訓練之後，只是一個會用手術刀或藥物來處理治療各種疾病的醫生，但是對於人要「如何吃才能維持健康」這問題上，所擁有的知識並沒有比一般唸理工、文學院的人知道得更多。

40歲開始，身體陸續發出警訊

　　我本人也是這醫療黑色巨塔的受害者之一，早年自己恐怕也曾是加害者，共犯結構的一員。早年醫師的收入頗高，恣意享受美食的結果，不到40歲就胖到了90公斤，當時的三酸甘油脂（TG）、膽固醇（cholesterol）、高密度脂蛋白（HDL-C）及低密度脂蛋白（LDL-C）雖然已經呈現紅字，但是由於並沒有任何不適，因此也就沒有想到要去吃那些副作用很大的降血脂等藥物。

　　有一天早上起床，忽然發現自己的右腳踝紅腫熱痛得厲害，一看也知道是痛風發作，心想真是倒楣，怎麼被這難纏的病找上呢？抽血檢測，尿酸值竟然達到9mg/dl（正常7mg/dl以下），自己平時雖然常開秋水仙素等藥物給痛風病人吃，但是想到藥物的種種副作用，自己卻不敢吃藥。

　　全世界都有一個共通的詭異現象，就是醫師只負責治療病，而推廣有機養生保健觀念者，具有保健營養醫學背景者卻非常的少，我也是聽了一位只有中學學歷的保健名嘴指引之下，就採取了低蛋白、低脂飲食，果真痛風就沒有再發生過，尿酸也都降到標準值以下，還自以為找到了解方，頗為得意。

　　後來參與了有機農業及生態環保志工活動，受到團體氛圍的影響，就改為低脂全素飲食。雖然今天已經100%確認，高醣低脂素食是絕對錯誤的飲食方式（「低醣高脂素食」才正確），但當時卻因為自己的無知，誤以為那才是正確的。

　　吃了十年的高醣低脂低蛋白全素食之後，身體並不覺得有很好，50歲開始，覺得睡眠狀況不佳，容易疲累，有睡眠呼吸中止症、腸

躁症，便不成形，但也不以為意。

　　57歲那一年，還在擔任急診醫師的時候，熬夜數天後，忽然出現右眼一半視野消失看不見東西，眼科醫師說那是視網膜剝離，視網膜就好比貼在牆上（眼底）的壁紙，視網膜剝離就有如壁紙剝落了，經過彰化基督教醫院眼科陳珊霓主任學妹幫我手術，終於成功保住了視力，恢復正常，但當時並沒有被發現血糖有異常。

58歲糖尿病悄然上身

　　58歲那一年，有一天早上起床，覺得頭暈、步伐不穩，於是就在自己服務的急診室測一下指尖血糖，血糖值（飯前）竟然呈現「500」的數字，我第一個反應就是「血糖機故障」，連續到三個單位作檢測，都得到相近的結果，才驚覺不妙。

　　為了不想張揚，因此不在醫院做檢測，下班後就回到雲林虎尾住所附近的「虎尾檢驗所」抽血，檢測報告真是令人嚇一大跳，飯後血糖竟然超過1000mg/dl（正常<140mg/dl），而糖化血色素為13.5%（正常<6%），三酸甘油酯為1100mg/dl（正常<150mg/dl）。不過我並沒有高血壓。

人生陷入絕望的深淵

　　那時保健養生界並還沒有糖尿病可以用「斷醣高油生酮飲食」來治療的說法，因此，我只是對於碳水化合物的攝取高度節制，另外加上藥物治療。

　　用在患者身上的降血糖藥物及胰島素都是我自己所熟悉的，但是用在自己身上卻是不管用，糖化血色素從來不曾降到10%以下，飯前血糖也都不曾低過300mg/dl，如此維持了很多年的時間，期間曾請教新陳代謝科的醫師、同事、朋友，他們大多會誠實冷靜的告訴我：只要活得夠久，瞎眼、截肢、洗腎等糖尿病併發症恐怕是在劫難逃了。

救星的出現：斷醣生酮飲食

後來有流行「癌細胞喜歡吃糖，斷醣生酮飲食可以餓死癌細胞」的說法出現，我也有對癌症患者建議他們採用「斷醣生酮飲食」，後來陸續有多位同時有糖尿病的癌症患者，不約而同的跟我分享，說他們在斷了糖之後，就再也不必吃降血糖的藥物，也可以把血糖維持在正常的範圍內，這就燃起了我最後的一線希望，於是自己開始也徹底執行「斷醣生酮飲食」，得到了相當令人振奮的結果。

廣泛閱讀生酮飲食相關文獻，徹底瞭解其安全性及禁忌後，就把「常醣」、「低醣」、「斷醣」生酮飲食，作為門診患者的最主要食療處方，到現在已經有四年的臨床經驗了，累積了兩千多例的經驗。

作者回顧自己由一位典型傳統的西醫師，轉換跑道成為盡可能不開西藥，專門治療中西醫藥石罔效疾病為主的臨床自然醫學醫師，這條路竟然走了四十多年。所謂「天將降大任於斯人也」，恐怕就是要讓我大病一場，再經由「斷醣生酮飲食」逃過死劫，才能產生足夠的動力來推動讓人不生病的「常醣常油」生酮飲食，這已經成了我這條撿回來的餘生之使命，希望可以讓許多罹患多重疾病，又藥石罔效的患者，可以用「低醣」或「斷醣」高好油生酮飲食，來得到大幅度的改善。

我的重度糖尿病無法治癒

也許有讀者會問我的糖尿病，是不是已經治癒了？答案是否定的，因為我是被列為胰島素阻抗患者，雖然我的胰島素值為正常，但可能是粒腺體中燃燒葡萄糖的引擎發電機徹底損壞光了，我就算是完全斷醣，連最基本由蛋白質轉換來的葡萄糖，都沒有辦法進行燃燒掉，血糖永遠無法達到100mg/dl以下，糖化血色素也無法達到<6%的標準，只要能夠維持到小便不出現尿糖，就算最開心的事了。

就像開了70年的老爺車，怎麼能跟剛出廠的新車相比呢？如果

您非要一部開了70年的老爺車，跟剛出廠的新車在速度、耗油、排廢氣上都與新車一模一樣不可，這合理嗎？目前國際通用的新陳代謝標準，並不管您的年齡或病情輕重，一律都採用飯前血糖必須小於<100mg/dl，糖化血色素（HbAlc）小於6%的糖尿病控制標準，那合理嗎？其實那就是一種「偽科學」。像我這種曾經瀕臨糖尿病昏迷（HHNK）的胰島素阻抗患者，能不依賴藥物而活下來就是大幸了，降血糖藥物當然沒有常規在吃，只有在嘴饞時，蛋白質吃多了，尿液出現葡萄糖時，才會吃一顆降血糖藥物（Metformin）來緩和一下。

應建立以斷醣生酮飲食
治療胰島素阻抗重症糖尿病的新標準

絕大部分的輕型糖尿病，只要做常醣或低醣生酮飲食，再加上減重，絕大部分患者的血糖及糖化血色素大都可以恢復到正常範圍內。

像作者這種口服藥物、打胰島素，都發揮不了作用，做徹底斷醣生酮飲食，也無法使血糖及糖化血色素達到正常標準的胰島素阻抗重症患者來說，全面改用不必動用到胰島素的BHB酮體（來自脂肪）為燃料，而不再依賴葡萄糖為燃料的個體，有必要發展出另一套全新的評估方法，而不只是死盯住血液中的葡萄糖值。

有許多同病相憐重症糖尿病患者來看門診，其中有一位打了十多年的胰島素，但是糖化血色素卻從來不曾低於10%（正常為<6%），血糖一直在300mg/dl（正常<100 mg/dl）以上的患者，他看了我的文章及經歷後，就毅然力行斷醣高油生酮飲食，並在一年之內逐步減低，最後停掉注射胰島素，他一年後再去門診驗血，HbAlc竟然降至為5.5%，飯前血糖90mg/dl，為他看了十年糖尿病門診的新陳代謝醫師，並沒有多問他是怎麼做到的，但只交代一句話：「您千萬不能吃生酮飲食，有生命危險！」，像這種醫師不分青紅皂白，無厘頭式，為反對而反對生酮飲食的情況，可謂層出不窮。

生酮飲食專治沒藥可醫的疾病—不治之症的救星

　　來我門診求醫的患者，大部分都是吃了長時間的中西醫藥物都難以改善的重症，在問診及判讀完3D立體腦波（3D EGG）及自律神經報告（HRV）之後，我都會說他們是得了藥物都不可能治好的「不治之症」。

　　不能等到他們生氣或是反駁，就立即接下去告知說，他們並不是不會好，而是藥物沒有辦法使他們好，不過如果「不用藥」就會好轉。患者聽了往往如墜五里雲霧之中。經過進一步說明油脂對人體的重要性，油脂必須佔總熱量總來源的40%，又根據他們的飲食習慣，推算出來他們數十年來對於油脂的攝取量嚴重不足，通常只有正常需要量的四分之一，約10%而已。而神經細胞、腦神經細胞的組成成分，70%為油脂，細胞膜的成分50%為油脂。

　　我也會舉例說，一塊數十年沒下雨的土地，肯定會變成荒漠，而他們的身體，數十年來油吃得不夠，全身就變成了油的荒漠，數十年來，油都吃不夠，於是就成了油脂吃不足的難民。

　　在做完上述的說明之後，就告訴患者，日後他每公斤體重每天一定至少要喝到1c.c.的Omega-369脂肪酸植物油，最好是以Omega-3（48.6%）、Omega-6（36.8%）、Omega-9（8.3%）佔93.7%的星星果油為主，某些患者則必須加上MCT中鏈脂肪酸，這樣才能達到仿母乳脂肪成分的「常油」飲食，所謂「常油」，就是指每天所吃下的油脂，佔總熱量的40%～47%。

　　我開出的食療處方，通常都只是「常醣常油」，有些糖尿病患者則必須吃「低醣」，只有極少部分嚴重的患者，才需要吃到「斷醣」生酮飲食。由於肝臟所製造的BHB酮體，對人體細胞有非常強的抗發炎作用，BHB可以抑制NLRP3發炎體（NLRP3 inflammasome）所引發的發炎反應。其效果比許多人工合成的抗發炎藥物，甚至類固醇還要強，但又沒有副作用。

　　人一旦停止吃碳水化合物澱粉，就可以逼迫肝臟大量利用脂肪製造出BHB酮體，BHB進入細胞，在作為燃料之前，可當成滅火器使用，把細胞內的熊熊烈火滅掉，換句話說，肝臟內部原來就有許多抗發炎藥物製藥廠。只是停工中，人一旦停吃碳水化合物，肝臟中的BHB抗發炎藥物製造廠，就被勒令開工。

醫學教育黑洞及醫療產業黑色魔塔

　　在本書的Part3中，有進一步提到三高，也就是高血脂、高血糖及高血壓，都不可以依賴藥物來「治療」，只要採用「常醣」、「低醣」或「斷醣」生酮飲食，就可以預防或將之逆轉，生酮飲食對其他各種疑難雜症，也都有令人難以置信的療效。

　　然而，現行的醫學教育及醫療產業對於這種「維護患者人權」的正義聲音，不但充耳不聞，作者本人還經常遭受各種黑函攻擊及政府公權力打壓，令人疲於奔命。

　　現今全世界的西醫學教育體系，其實就像一個黑洞，把高素質的準醫生吸進去洗腦，洗完腦後就成為儀器商或藥廠的銷售員（醫生），至於作為醫療產業的黑色魔塔，根本不可能搬石頭砸自己的腳，也就是教導民眾不生病之道。被洗腦成功的醫生，完全不理會人其實是一個無法分割的全有機體，卻創造出各種專科之名，把人劃分成器官來分贓治療，形成了醫療產業的餅越做越大，人的健康卻江河日下的慘況。

常／低／斷醣生酮飲食可以逆轉三高

　　台灣只有2300萬人，但是糖尿病＋高血壓＋高血脂的患者總人數，卻超過1000萬人，這些都可用「常低斷醣生酮飲食」，來徹底預防或逆轉的三高患者，卻都成了黑色魔塔的聚寶盆；朋友問我：說這些不怕得罪人嗎？老子道德經曰：「民不畏死，奈何以死懼」，魯迅也書：「橫眉冷對千夫指，俯首甘為孺子牛」，有古人壯膽，何懼之有，何況我乃行將就木之人，就算被「毀謗罪」或「假新聞法」繩之以法，被送去蹲幾個月苦牢，也算是人生不錯的美妙體驗吧！就算是被衛福部吊銷醫師執照，也可以成為因推廣自然醫學而被犧牲的台灣首位烈士（註：美國藥廠惡勢力龐大，因提倡自然療法而被吊銷執照者不計其數）

劫後餘生的使命：推廣正確的生酮飲食觀念

　　有一位受惠於生酮飲食，解除陳年痼疾的患者，發願要把這能救人一命的「生酮飲食法」推廣開來，於是委託作者籌設生酮飲食推廣基金會，並廣邀專家學者及社會公正人士加入。

　　也有許多餐飲廠商覺得發展生酮飲食有商機，紛紛想投入。將來如果您能在飛機頭艙或五星級飯店中吃到配了一杯星星果油的「生酮餐」，肯定會感動驚艷。

　　基金會除了推廣，也將設立生酮餐廳的認證部門，商家所銷售的生酮餐到底符合標準與否，並不是業者信口雌黃說了算，必須要有類似ISO、米其林等級的認證。

　　現在的我跟以前相比，最大的不同點，就是對於每一位患者更能設身處地感同身受，尤其是對糖尿病患者，都給他拍胸脯鼓勵，只要能做到徹底斷醣生酮飲食，糖尿病很有可能像我一樣，不必再吃藥而受到良好的控制。

　　期待本書的出版，藉由作者個人親身體驗以及臨床實證，能夠協助讀者建立正確的飲食觀，透過實踐，更進一步達到不藥而癒，節省很多健保醫療資源，個人也少受病痛之苦。

生酮是要減肥嗎？

油脂比例不會太多嗎？

Part 1

觀念篇：徹底搞懂生酮

生酮是要多吃肉嗎？

不吃米飯澱粉，有體力嗎？

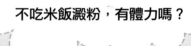

1-1

「生酮」（Ketogenesis）是什麼意思？

葡萄糖及脂肪酸是人體可利用在粒腺體（內燃機）中燃燒，產生ATP能量的兩種主要燃料。

　　人所吃下的碳水化合物、澱粉，經過腸胃道消化分解成葡萄糖，葡萄糖是由6個碳（C）原子組成的葡萄糖小分子，它在胰島素的協同作用下，可以經由細胞膜上的葡萄糖通道進入細胞內，作為燃料產生能量ATP。

　　葡萄糖並非人體唯一的燃料來源，另一種同樣重要的燃料，就是脂肪酸。6個碳（C）的小分子葡萄糖，可以直接進入細胞成為燃料，然而大分子的脂肪酸卻無法直接進入細胞內，而是必須經由肝臟的轉換作用，分切成三種稱之為酮體（ketone body）的化合物，這三種化合物，分別為4個C的BHB酮體（Beta-Hydroxybutyrate），佔78%，另一種也是4個C的AcAc酮體（Acetoacetic acid），佔20%，第三種酮體為丙酮（acetone）佔2%。

　　大部分的AcAc最後會轉換成BHB，因此酮體是以BHB為主體，4個C的BHB酮體分子，比6個C的葡萄糖分子還小，不必經由胰島素的協助，可以直接進入細胞內，成為粒腺體燃料。

　　肝臟細胞把脂肪酸轉換成BHB、AcAc、Acetone三種酮體的生化反應就叫「生酮反應」（ketogenesis）。

　　如何促進BHB酮體的生成，將是全書生酮飲食的重點，也是貫穿臨床採用生酮飲食得以讓疾病療癒成功的關鍵。

酮體（Ketone body）種類及其作用

英文縮	中英文學名	百分比	功用
BHB	Beta-hydroxybutyrate acid （β-羥基丁酸）	78%	1. 優質粒腺體燃料 2. 阻斷 NLPR3 發炎體（NLRP3 inflammasome)- 誘發之發炎反應
AcAc	Acetoacetate acid （乙醯醋酸）	20%	
Acetone	Acetone（丙酮）	2%	

新陳代謝路徑及生酮反應 (Ketogenesis)

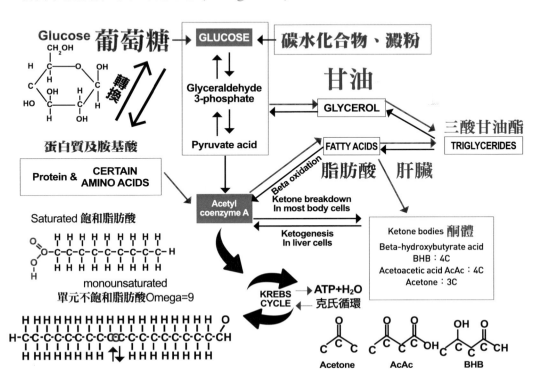

生酮飲食分三種層次

了解身體生酮機制之後，我要強調正確生酮飲食有三種層次，與坊間目前所流行的飲食觀念有很大差異。

　　人吃食物的意義在於維持健康的生命，因此對於食物的取捨選擇必須基於人體基因DNA的需要。我以食物中碳水化合物澱粉、油脂及蛋白質的含量為準，將飲食界定為長命飲食、救命飲食與致命飲食。

　　人類母親分泌給10個月大嬰兒吃的乳汁營養成分為碳水化合物46%、油脂47%、蛋白質7%，這就是營養最佳的比例，母乳的黃金比例有如一部車子（人體）出廠（出生）時的引擎加油使用需知說明書。

長命飲食:常／低醣常油生酮

　　柴油車不能錯加汽油，人體這部車就是必須接近母乳黃金比例來添加燃料（食物）才會健康。車子如果不按原廠規定加油，而是胡亂加一通，那必定很快就會拋錨，人如果不依基因DNA規定來吃，必定容易生病，這道理是不證自明的。

　　因此我強調長命飲食指的就是脂肪佔總能量來源40%、碳水化合物佔50%、蛋白質佔10%的黃金比例「常醣常油生酮」飲食，以及把碳水化合物的攝取量降到10～40%的「低醣高油生酮」飲食。

　　讀者第一個疑問必是油脂的高比例，本書後續會再詳加細述油脂的好處，在此先簡述。

　　脂肪並不只是用來當燃料而已，它是細胞膜的重要成分，更是構成及修復神經組織的主要原料，是合成製造百千種神經傳導素的重要原料，也是合成賀爾蒙之前驅物質。

　　脂肪在燃燒前，肝臟會自動的把脂肪切成4個C的BHB酮體及ACAC，BHB具有相當於非固醇類藥物的抗發炎作用，這是因為BHB會抑制NLRP3發炎體（inflammasome）所誘發的發炎反應，BHB也是人體之所以有「自癒能力」的關鍵，「炎」字由兩個「火」組成，而BHB的作用就像是可以滅「火」的滅火器，這也是我之所以將生酮飲食應用在臨床治療的主要關鍵。

救命飲食：低／斷醣生酮飲食

　　救命飲食就是指當身體已經出狀況了，可用「低醣」或「斷醣」生酮飲食，修正之前致命飲食所帶來之危害，低斷醣飲食之重要性及好處乃本書宗旨，貫穿全書。

　　至於坊間某些飲食觀念，我認為特別值得再商榷，這些致命飲食：高醣、高蛋白、低脂飲食，將再後續文中詳述。

生酮飲食分類標準

「常醣常油」「低醣高油」「斷醣高油」生酮飲食之營養及人母晚乳成分所佔總熱量比例

人體熱量來源之成分	Carbohydrate 澱粉、碳水化合物葡萄糖、乳糖	Fat 脂肪多單元不飽和及飽和脂肪	Protein 蛋白質，必需及非必需胺基酸	飲食方式種類
人母晚乳（嬰兒10個月大）	46%	47%	7%	
Normal Diet（正常飲食）	50%	40%	10%	常醣常油生酮
Low Glycemic Index Diet（低醣生酮飲食）	10~40%	40~60%	10~15%	低醣高油生酮
Ketogenic Diet（嚴格斷醣生酮飲食）	2~10%	75%	10~15%	斷醣高油生酮

1-3

燃酮者比燃醣者體力更好的奧秘

人體熱量的來源以燃燒葡萄糖及脂肪酸產生ATP為主，氨基酸（蛋白質）則並非主要燃料，所以能量來源應以前二者為優先，燃酮又比燃醣更有效率。

有堅強意志力，成功長期持續執行斷醣生酮飲食者，回想比較斷醣前後的經歷，都各有很多奇妙的美好回憶，其中最為人所津津樂道的，就是體力變得比之前好很多，為什麼長期做斷醣生酮後，體力會變得比較好呢？

脂肪的熱量值比葡萄糖大

燃燒1公克的葡萄糖，可以釋放出4大卡的熱量（卡洛里），但是燃燒同樣等重量，也就是1公克的油脂，卻可以釋放出9大卡的熱量。脂肪的熱量值比葡萄高2.25倍。

燃燒脂肪酸的二氧化碳廢棄物較少

在燃燒一分子的葡萄糖（$C_6H_2O_6$）時，會產生38個ATP能量及同時產生6個分子CO_2，也就是説生成6.33個ATP能量時，會同時有一個廢棄物CO_2出現，需要被排出體外。

但是在燃一分子脂肪酸時，以採棕櫚酸（$C_{16}H_{32}O_2$）為例，可以產生129個ATP能量，同時會釋放出16個CO_2，也就是説生成8.06個ATP能量時，會同時有一個廢棄物CO_2出現，需要被排除。因此用產生ATP能量和CO_2廢棄物來作評比，脂肪酸的效率比較好，比燃燒葡萄糖的效率高了27%。

　　CO_2會變成碳酸，因此以米飯為主食者，由於全身細胞在以葡萄糖為燃料時，都產生許多CO_2，腦部也變得比較酸，因此人會覺得昏昏欲睡，但是在改為斷醣生酮飲食後，由於燃燒脂肪所產生的CO_2較少，因此飯後昏睡的感覺往往就消失了。

燃燒一個6碳的葡萄糖分子可以產生38個ATP
Oxidation of a molecule of Carbohydrate
$$6O_2 + C_6H_{12}O_6 \rightarrow 6CO_2 + 6H_2O + 38ATP$$
$$38ATP/6CO_2 = 6.33ATP/CO_2/H_2O$$

燃燒16個碳的脂肪酸（棕櫚酸）分子，
則可以產生129個ATP
Oxidation of a molecule of Fatty Acid
$$23O_2 + C_{16}H_{32}O_2 \rightarrow 16CO_2 + 16H_2O + 129ATP$$
$$129ATP/16CO_2 = 8.06ATP/CO_2/H_2O$$

燃燒脂肪酸時，效率比燃燒葡萄糖高27%
$$(8.06 - 6.33) + 6.33 = 27\%$$

利用脂肪→酮體燃燒不會產生乳酸

　　一個人進入斷醣生酮狀態後，就等於從以燃燒葡萄糖為燃料，轉換成以酮體為燃料。人就算完全不吃到任何碳水化合物，血液中的葡萄糖濃度也是不可能低於50mg/dl的，因為人體會安排把吃下來的蛋白質轉化成葡萄糖，人體大部分細胞會慢慢轉換成利用酮體，而不再利用葡萄糖。

　　習慣於燃糖者，在做劇烈運動的時候，氧氣很快就不夠用了，

這時身體就會啟動不必用氧氣就可以產生ATP能量，也就是無氧代謝來產生ATP，也就是把葡萄糖燃燒產生2個ATP，再加上乳酸，人在氧氣充足的情況下，一個分子的葡萄糖可以產生38個ATP，方程式如下：$6O_2 + C_6H_{12}O_6 \rightarrow 6CO_2 + 6H_2O + 38ATP$。 但是在氧氣嚴重不足時，身體就採取緊急應變系統，也就是先把葡萄糖轉變成乳酸，同時產生2個ATP，其作用式如下：$Glucose \rightarrow Lactic\ acid + 2ATP$。其實專業長跑運動員的訓練，就是要鍛鍊出他們對於血液乳酸堆積的承受能力，在停止運動時，乳酸氧氣足夠時就再恢復成葡萄糖。

　　如果把運動時的能量來源改為酮體，則乳酸堆積的難題就可以不必考慮。

燃脂者，有如車改用了更大的油箱

　　人體葡萄糖的倉庫有二，一為血液及淋巴體液中的葡萄糖，一為肌肉與肝臟中的醣元（Glycogen），人吃下的碳水化合物澱粉可以分解成葡萄糖。葡萄糖在胰島素協助下，進入細胞內燃燒，產生ATP能量。

　　當血液中葡萄糖不足的時候，胰臟就不再分泌胰島素，而是改由胰島細胞中的 α 細胞分泌出昇糖素。昇糖素負責把醣元又再轉換

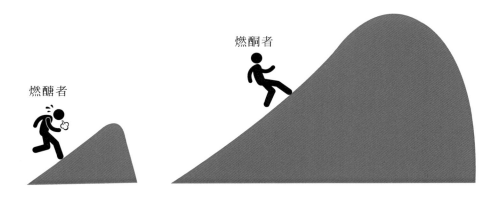

燃酮者

燃醣者

成葡萄糖到血液使用，此作用叫肝醣分解（Glycogenolysis）。

葡萄糖在體液中的正常濃度在100mg/dl以下，也就是說100c.c.（dl）體液中的葡萄糖只有100mg（0.1公克），一公斤體液中有10公克的葡萄糖。一位70公斤體重者，其體液約佔六成，也就是42公升的體液，這樣算起來，一位體重70公斤者，其體液內的葡萄糖只有42公克左右的存量，才能夠提供168大卡（42公克×4大卡＝168大卡）。

為了方便講解說明，我們一律把血液中的葡萄糖總含量說成是50公克，以便計算，也就是血液中的葡萄糖只能提供200大卡的熱量。

168大卡跟一個人70公斤的人每天需要1520～2100大卡的熱量，比較比來，那是相當微不足道的，還好人體在肌肉及肝臟中，有一個比較大的倉庫，裡面貯存了「醣元」（Glycogen），醣元可以隨時轉變成葡萄糖供人體使用，用完後進食時，又可以再把葡萄糖變成醣元存到肝臟及肌肉中，以備不時之需。

不過，貯存在肝臟及肌肉中的葡萄糖（醣元）也很有限，只有450公克左右，也就是說，一位燃醣者只有2000大卡的葡萄糖熱量庫存〔（450公克＋50公克）×4大卡＝2000大卡〕。

跟葡萄糖比較起來，脂肪的油箱卻大多了，體脂肪20%者，70公斤體重就有14公斤脂肪（70公斤×20%＝14公斤），也就是脂肪的油箱可裝入14公升的燃料，而葡萄糖的油箱只有0.5公升，這就是為什麼燃脂者（fat burner）比燃醣者（carb burner），體力好太多的原因。

燃醣者，也就是以碳水化合物澱粉為主食者，會經常感覺肚子餓，如果不趕快吃飯，就會覺得四肢無力，這是因為血糖下降了，非得趕快補充糖分不可。如果逐步把細胞燃燒脂肪的習慣建立起來，讓身體不再依賴葡萄糖，既使數餐不吃，也不會有飢餓感。

在做激烈耗體力運動時，燃醣者（carb burner）與燃脂者（fat burner）的表現就更明顯了。

生酮飲食的百年沿革

西元前 500 年代	西元 1910 年代	西元 1920~30 年代

用斷食治癲癇

生酮飲食的前身是斷食法。自從有人類歷史以來，癲癇一直是個非常令人困擾的大問題，偉大的希波拉底醫師是第一位認為癲癇是生理上而非心理上的問題，早在公元前500年人類就開始利用斷食來治療癲癇。

斷食後癲癇獲改善

1910年代就有最早利用斷食法來治療癲癇的正式紀錄。生酮飲食要從1910年代的幾位醫生請患者「挨餓」後，有效改善癲癇症狀開始說起，這些醫生觀察發現，在挨餓三、四天後，癲癇病人的大腦狀況會得到改善。

生酮飲食首度提出

1920年代Dr. Woodyatt & Wilder則進一步發現，攝取極低的碳水化合物、搭配高比例的脂肪，不僅可以得到類似的效果，由於病人可以進食，還可以大幅提昇療程的持續時間，比單純的挨餓療法來得更好用，這便是生酮飲食的由來。

生酮飲食的歷史就相當於小兒癲癇的治療史。西元1921年新陳代謝科Rollin Woodyatt醫師發現正常人在進行斷食時，血液中有三種酮體濃度會升高，而且這樣的情形在極低的碳水化合物、極高比例的脂

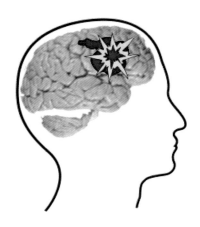

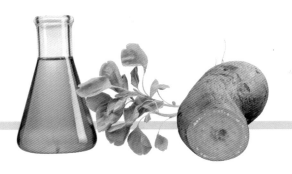

西元
1940~80
年代

以生酮飲食治療
癲癇達顛峰

肪的特別飲食法下的人也會發生。

　　同樣的在1921年，新陳代謝科Russell Wilder醫師提出斷食對於癲癇病人的好處，在生酮飲食也可以做得到，而且生酮飲食更可以長時間來實施。Wilder醫師也是第一個提出生酮飲食ketogenic diet這個名詞的人。

　　1925年在梅約診所Mayo Clinic執業的Peterman醫師是第一位標準化生酮飲食的先驅，他提出了相似於現今遵循的生酮飲食熱量比例：一天10～15克的碳水化合物、每公斤體重1克的蛋白質，以及剩餘的熱量由脂肪提供。Peterman醫師也觀察到生酮飲食對於癲癇兒童有行為上以及認知上的效益，進行生酮飲食的兒童性情較穩定而且意識狀態也比較好。因此從1920年代到1930年代，生酮飲食在各個地方都被廣泛地使用，從1940年到1970年，只要是有關於小兒癲癇的書籍都會詳細記載生酮飲食的用法。

　　由於效果卓著，生酮飲食自此之後受到廣泛歡迎，在1940～1989年代達到顛峰，當時更有一個調查結果指出，在1000位使用生酮飲食的癲癇兒童中，52%完全康復，27%得到相當的改善。此後，生酮飲食正式被列為治療癲癇的療法之一，幾乎所有與兒童癲癇有關的教科書，都會花上一整個章節來討論生酮飲食。

1950 年代

1997 年代

抗癲癇藥物逐漸取代生酮飲食

生酮飲食因一部電影再受到關注

　　這股生酮飲食熱潮隨著1950年代抗癲癇藥物的發展而慢慢地沒落，研究人員將心力轉向發展藥物，醫生也將治療期待全部轉向藥物。因此從1970年代後就越來越少人利用生酮飲食來治療小兒癲癇了，也越來越少醫師或是營養師知道怎麼正確來進行生酮飲食。當治療幼兒癲癇的藥物陸續問世，患者不易配合實行，又需要營養師精算的生酮飲食療法，就慢慢地乏人問津，自1970～1996年，就很少人提起生酮飲食了。

　　但是仍有醫師堅持生酮飲食的好處，1972年Livingston醫師發表追蹤了十年1,000位小兒癲癇的患者使用生酮飲食的情形，研究發現有50%的小兒癲癇完全得到控制，另外30%得到改善。1971年Peter Huttenlocher醫師提出了中鏈脂肪酸Medium-chain Triglyceride Oil，也就是現今大家所熟知的MCT oil。讓MCT油受到注目。

　　在1990年代中期，好萊塢製片人吉姆‧亞伯拉罕的兒子有嚴重癲癇，藉由生酮飲食而得到良好控制。所以吉姆‧亞伯拉罕創立了查理基金會（Charlie Foundation）來推廣生酮飲食。1997年他安排NBC拍攝了由梅莉史翠普主演的感人電影「不要傷害我小孩First Do No Harm」。

　　NBC的這一部紀錄片，再度燃起了科學界對於生酮飲食的研究，這部影集是敘述一位罹患癲癇的兩歲男孩的人生轉折，一個普通家庭如何因為癲癇以及由藥廠主控的醫療制度而陷

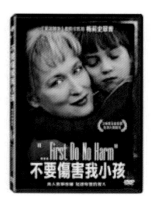

1990
年代

健美及運動界
開始注意生酮飲食

入絕境，最終父母拒絕手術，採用生酮飲食後卻得到意想不到的治療效果，該片大受歡迎。

查理基金會也贊助許多學術中心做生酮飲食的研究，研究結果在1996年發表，也讓科學家對生酮飲食有更多的關注。

近十年來關於生酮飲食的研究越來越多，也有不少研究認為生酮飲食對於小兒癲癇即便沒有優於但也相當於藥物的療效。甚至越來越多關於其他方面像是瘦身減脂、糖尿病的研究都在蓬勃發展中。

到了近代，因為廣泛的研究成果，生酮飲食已被列為治療神經退化性疾病（例如阿茲海默症、帕金森氏症、多發性硬化等）、創傷性腦部受損（例如腦震盪），甚至是癌症的療法之一。

生酮飲食約在1990年代開始受到健美運動員的關注，身體好到無法理解「不健康」是怎麼回事的俊男美女們，看中的當然不是生酮飲食對於大腦的影響或各種疾病的改善，而是愛上生酮飲食的副作用：降低體脂肪。

他們炫耀的是餐餐大吃牛排、起司、奶油，還能擁有線條分明的腹肌，甚至口服外源性ＢＨＢ酮晶粉保健食品，來達到碳水化合物照吃，但也能立即生酮的效果。

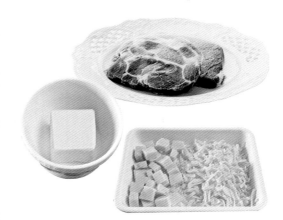

2000年起　　　　　　　　　**2014年起**

台灣有關生酮飲食治療癲癇的研究

長庚紀念醫院國際醫療中心官網的「醫藥新知」欄刊載（2015/8/22）由林口長庚醫院兒童神經內科主任林光麟醫師所發表的一篇標題為「生酮優油飲食－吃好了癲癇」的文章。茲部分轉載如下：

關於頑型癲癇的治療，如果使用兩種或兩種以上抗癲癇藥物還無法控制，我們可以選擇外科手術或生酮飲食來治療。外科手術論風險性、副作用、費用等，皆比飲食治療高出許多，而且只適合在某些病人。

生酮飲食，治癲癇有效

生酮飲食目前是廣泛被接受的一種治療癲癇的選擇，許多報告對於「生酮飲食」的療效都有類似的結果。使用生酮飲食的病童，12個月後大約有50%可以持續，而其中30～70%的病童可以減少一半以上的癲癇發作，10～20%的病童完全沒有發作。

林口長庚醫院在過去兩年內共有63名頑型癲癇病患接受生酮飲食治療計畫。25人持續進行，其中8人（32%）癲癇完全得到控制，不再發作；8人癲癇發作減少50%以上。

生酮飲食又再現高潮

自2014年起，歐美日有關ketogenic diet（生酮飲食）的書，如雨後春筍般出版，也有不少被翻譯成中文在台灣上市。不過，絕大部分的生酮書籍，只把討論範圍侷限在「生酮飲食」本身，強調只要斷了醣生了酮，身體就會有什麼好變化，甚至癌症消失。這種以偏概全缺乏配套措施，無限上綱的誇大說法，反而會把生酮飲食的推廣引入絕境。

如何開始吃
足夠的油呢？？

低油飲食原來是錯誤？

Part 2

迷思篇：
正確的生酮飲食

素食者怎麼吃生酮呢？

生酮飲食有副作用嗎？

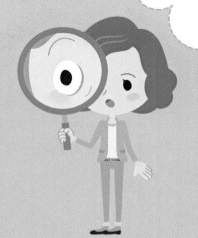

2-1

葡萄糖、果糖、澱粉、碳水化合物及醣的異同

植物行光合作用轉換為能量

　　陸上、水中植物及藻類等生產者和某些細菌，能利用光能把二氧化碳（CO_2）、水（H_2O）、硫化氫（H_2S）或氮（N_2）磷（P）鉀（K）等無機物，轉變成碳水化合物、脂肪或蛋白質的過程，稱之為光合作用。可分為產氧光合作用和不產氧光合作用。

　　植物之所以被稱為食物鏈的生產者，是因為它們能夠透過光合作用，利用無機物生產有機物並且貯存能量，其能量轉換效率約為6%。通過食用，食物鏈的消費者可以吸收到植物所貯存的能量，效率為10%左右。對大多數生物來說，這個過程是賴以生存的關鍵。而地球上的碳氧循環，光合作用是其中最重要的一環。

碳水化合物與醣

　　由碳（C）氫（H）氧（O）所構成的化合物，統稱為碳水化合物，碳水化合物與醣可說是同義詞。碳水化合物又可以分為單醣、雙醣及多醣。

　　葡萄糖（Glucose）是一種單醣，也叫右旋葡萄糖（Dextrose），是一種人體細胞可利用來燃燒產生能量（ATP）的重要物質。而果糖的分子式跟葡萄糖是完全一樣的，為$C_6H_{12}O_6$，但是其立體結構卻不一樣。

　　雖然葡萄糖與果糖都是屬於單醣（monosacharide），但由於其立體結構並不一樣，因此，人體細胞其實是無法利用果糖來作為燃料來產生能量 ATP 的，人身上沒有任何細胞喜歡果糖，最後只好由肝臟把這不受歡迎的廢棄物打包起來，轉換成脂肪，儲存在肝臟，成為脂肪肝的元凶之一。

　　果糖普遍存在於蜂蜜、各種水果、地瓜之中，市售瓶裝飲料的甜味劑，絕大部份都採用口感好又便宜的果糖，這就是果糖飲料不宜喝的原因之一，各種水果及蜂蜜也是只能淺嚐。

　　「天然」不一定就是好，站在生酮飲食的角度，再天然的水果、蜂蜜中所含的葡萄糖及果糖，都被劃歸為碳水化合物。做生酮飲食的人，要把水果看成是天然的糖果。

　　蔗糖則是屬於雙糖，由一分子的葡萄糖及一分子的果糖所組成，因此也不宜多吃。

　　澱粉則是由許許多多六碳糖組成的多醣polysacharide，而纖維素cellulose也是一種多醣，只是結構上有很大不同，人體胃腸道對於纖維素較難以消化，但是吃下的澱粉，則可以透過唾液或胰液中的澱粉酶（Amylase）來加以分解成單糖。

植物的種子與莖葉

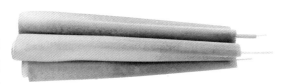

　　植物的種子通常都含有較高量的碳水化合物、油脂及蛋白質，這是因為種子是要用來傳宗接代的。種子發芽後，可以依賴種子胚乳中所提供的養分，讓小苗長出根系，吸收土壤中的營養；而植物的塊根，則主要是用來儲存能量而已，因此含比較大量的水分及碳水化合物，脂肪及蛋白質的含量則較少。

　　植物地上部分的葉莖，所含的碳水化合物、蛋白質及油脂均極少，在食用時完全不計算其熱量，只把它當纖維素看待。

2-3

致命的飲食1：高醣飲食

在食品多樣，大量外食的飲食市場，很多人可能不知不覺吃了超過身體熱量的食物，想要健康，就要回頭檢視一下自己到底吃下了什麼？

高醣飲食係指來自碳水化合物、澱粉的熱量超高，通常高達80-100%，也有許多人是超過100%，也就是說他胃口奇大，永遠都吃不飽，覺得餓，於是拼命吃，每天單是吃下來自米飯、麵食、餅乾、蛋糕、水果、含糖飲料的熱量（卡路里），就超過了他每天所需要的熱量，也就是超過100%高醣飲食的意思。

高葡萄糖抑制了BHB酮體的生成

一個吃大量碳水化合物的人，如果他所吃下的碳水化合物轉化成葡萄糖所產生的熱量，遠超過他每天所需要的總熱量，那麼就不可避免地會演變成脂肪肝、肥胖、三酸甘油脂高、高密度（好）膽固醇（HDL-C）過低、低密度（壞）膽固醇（LDL-C）偏高的不正常現象。

例如一個70公斤的人，他每天每公斤體重需要30大卡，也就是每天需要2100大卡（70x30大卡=2100大卡）的熱量。

按照正常的分配，他所吃食物的熱量應該分別來自葡萄糖50%、脂肪酸40%及蛋白質10%，但是由於他每天吃了大量的碳水化合物、澱粉，如米飯、麵食、餅乾、地瓜、南瓜、馬鈴薯、蛋糕、甜點、含糖飲料等，導致來自葡萄糖的熱量就超過了2100大卡，這種情況稱之為「葡萄糖危機」（Glucose Crisis）或「葡萄糖中毒」（Glucose intoxication）現象。

　　由於葡萄糖的攝取過量，導致人體超負荷，因此，他的腦下垂體就命令胰臟拼命製造大量的胰島素，這樣才能把葡萄糖燃燒掉，燃燒不完的，就被胰島素轉換成醣元（Glycogen）儲存在肌肉及肝臟（肝醣）中，但是醣元的倉庫並不大，只能存得下450公克的葡萄糖，那多餘的葡萄糖，只好被轉換成血液中的三酸甘油脂，也轉化成油脂儲存在肝細胞中，造成了脂肪肝，油脂儲存在脂肪細胞中，造成了肥胖，再繼續惡化下去，就形成了所謂的三高、四高、五高代謝症候群。

　　以飛機上餐點為例，其主食為麵食，搭配夾心餅乾2片、蛋糕一塊、哈密瓜一碟、櫻桃果汁一杯。這一餐吃下來，其比例約為95%（碳水化合物）：2.5%（油脂）：2.5%蛋白質。這種餐不要說給人吃，就算當廚餘餿水來餵神豬，神豬也保證長得夠肥。

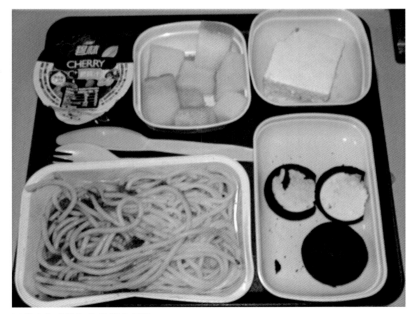

以碳水化合物為主的機上餐點

低油高醣引起細胞內酸中毒

　　由於碳水化合物吃過多，導致身體細胞沒有辦法產生BHB酮體來中止發炎反應，身體經年累月都處在發炎的狀態，細胞內的酸及自由基又因為少了好油而導致細胞膜結構不良，而無法把細胞內的酸及自由基排放到細胞外，而致使細胞內變酸，細胞內的酸鹼值原本應該被維持在pH7.2的微鹼狀態。

　　人體有60兆個細胞，細胞膜都是由內外兩層omega-3、6油脂所構成的智慧型防水結構膜，只有在油脂，尤其是必須脂肪酸omega-3、6足夠的情況下，細胞膜結構才會完整。每一個細胞都有如AI機器人，唯有細胞膜完整，才能夠執行各種各樣的任務，如營養的吸收，被動運輸（如滲透）及主動運輸等。主動運輸可以把好東西送到細胞內，把不良物擋在細胞外，尤其是把細胞裡面的各種酸性廢棄物及自由基送到細胞外，排放到尿液中。

　　一旦細胞的排酸排毒功能失常了，細胞內也就變成酸性，細胞內的酸一旦排不出來，自由基這廢棄物也就排不出來。細胞內如果持續不斷的發炎，且累積了過多的酸與自由基，這叫細胞內酸中毒（Intracellular acidosis），會引發各種各樣的疾病。

細胞內酸及自由基過多引發相關疾病

第一級　過敏性疾病（異位性皮膚炎、汗皰疹、鼻炎、氣喘等）

第二級　周邊自律神經失調（胃食道逆流、瓣膜閉鎖不全等）

第三級　腦神經發炎----神經精神疾病（失眠、多夢、強迫症等）

第四級　代謝症候群（三高→高血壓、中風、心肌梗塞等）

第五級　免疫系統叛變----自體免疫疾病（紅斑性狼瘡、類風濕等）

第六級　殺手細胞喪失戰力----病毒感染（病毒性肝炎）、癌症

2-2

致命的飲食 2：低油飲食

油脂，甚至認為所有的油脂，都對健康有害處，可以說是台灣社會，乃至全世界的集體潛意識。

錯誤的低脂飲食成為主流

油脂對人體有害的錯誤觀念已經深入人心，台灣就連衛生主管單位的官方網站、文宣，也都在宣導低油飲食，在看門診的內科、家醫科、新陳代謝科醫師，甚至營養師們，見到患者的檢驗報告呈現三酸甘油脂過高、膽固醇過高、低密度膽固醇（LDL-C）過高、高密度膽固醇（HDL-C）過低等的異常數據時，直接的第一反應就是開藥給患者吃藥，再來就是叮嚀患者要少吃油！

何謂低脂？脂肪該佔熱量的多少才正確？連負責飲食教育的專業人員似乎都說不出一個所以然來，往往只是恐嚇式的要人少吃油，才把所有民眾都搞得談油色變。

推展生酮飲食的阻力很大，其阻力來自根深蒂固認為低油飲食才健康的社會大眾，全力推動低脂飲食的政府單位，以及認同低脂飲食才能保持健康的醫學專業人士。

低脂飲食的錯誤觀念才是醫學主流，提倡常醣好油飲食法的，反而成了逆流異端，這的確是一種詭異的現象，更不要說推廣低醣高油、斷醣高油生酮飲食了。

生酮飲食與低脂飲食相反

　　我們做自然療法，尤其是推動生酮飲食的人，觀念作法與低脂飲食剛好是背道而馳的。

＊ 我們會要求人們必須恢復仿母乳比例的50%：40%：10%的黃金比例飲食。

＊ 食用好油來取代壞油。

＊ 三酸甘油脂高，並不是因為油吃太多，而是澱粉吃太多，因為吃大量的糖、甜食及澱粉會使人變胖、三酸甘油脂變高，因此必須做低醣飲食。

＊ 情況嚴重一些的，例如癌症、自體免疫、精神神經疾病，就要患者直接做斷醣生酮飲食，讓全身細胞能夠立即產生大量的、可抗發炎的BHB酮體。

＊ 只要肯相信並徹底實行生酮飲食療法者，幾乎毫無例外的，都收到很令人不可置信的效果。

　　但是在現實生活中，很少人能維持母乳的黃金比例飲食，大部分人營養素熱量的主要來源，還是以米麥製品、五穀雜糧根塊莖、水果為主，但是這些都是碳水化合物、澱粉、醣類，往往佔每餐飲食的90%以上，而油脂的建議攝取量，更被放在金字塔的最頂端，量是少的可憐。

　　依我觀察，絕大多數人的油脂攝取量都嚴重不足，而碳水化合物、澱粉則高達80～90%。作者曾經在一個寺廟吃齋飯，鹹稀飯、麵線配豆腐乳，僧俗眾都是吃了好多碗飯麵，這一餐碳水化合物高達99%，想必這是常態出現的飲食，健康堪慮。

　　一個成人，如果一天吃兩個便當，而沒有另外補充可見油的話，那麼他當天的油脂攝取量不可能超過每日所需熱量的15%，如果他想達到油脂攝取量佔40%的常醣常油生酮飲食，那麼，他每公斤體重應該要另外補充1c.c.的可見油。

2-4

致命的飲食 3：高蛋白飲食

人體的DNA知道，蛋白質並不是好的燃料，因此不會輕易動用蛋白質來作為燃料，飲食中不宜食用過多蛋白質。

蛋白質只是作為細胞硬體而非燃料

　　人體能源的自動控制系統，都是優先利用葡萄糖，但人體所庫存的葡萄醣，在24小時內就會消耗完，葡萄糖用完後，人體都會優先利用儲藏在身體中的脂肪作為原料，而不會隨便大量動用到蛋白質來作為燃料。

　　蛋白質是構成人體硬體結構的最重要物質，有如一棟建築物的鋼筋水泥結構，舉凡肌肉，所有的器官，所有的內分泌系統，整個免疫系統，用來對抗敵人的武器（抗體），都是以蛋白質為主體所構成。

蛋白質是效率最差的燃料

　　葡萄糖與脂肪是粒腺體最佳燃料，燃燒葡萄糖及脂肪酸這兩種燃料的廢棄物只是二氧化碳（CO_2），人體能源自動控制系統只有在葡萄糖及脂肪都燒完後，才不得不動用到蛋白質作為能量來源，那是因為若用蛋白質作為燃料，會產生非常多的代謝廢棄物。這些廢棄物包括阿摩尼亞（NH_3）、尿素、尿酸及鹽類，這些廢棄物有很大的毒性，需要經過加工處理減弱其毒性後再排泄到體外，這加工過程又要耗費許多能量，由腎臟排泄時要用到很多的水，因此蛋白質並不是理想的能量來源。人只有在葡萄糖及脂肪酸都同時用盡後，才會大量動用到蛋白質作為燃料。

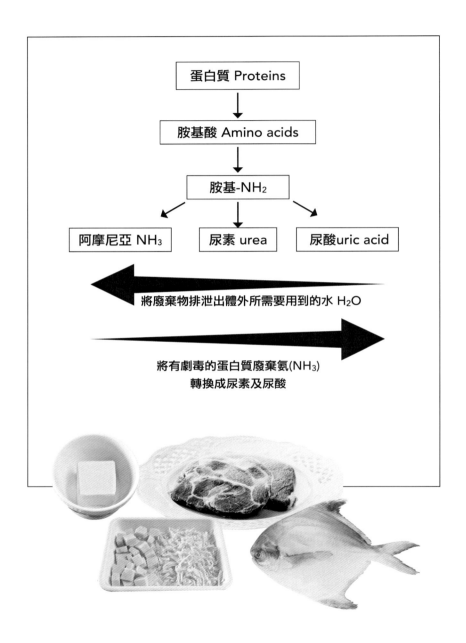

　　胺基酸代謝會形成毒性很強的阿摩尼亞（Ammonia NH$_3$），NH$_3$必須在肝臟中被轉換成比較不具毒性的尿素（urea）及更不具毒性的尿酸（uric acid）。這種轉換的過程需耗費很大的熱量，在經濟學上是非常不划算的。NH$_3$也可以直接由腎臟排泄出體外，但需要耗費非常大量的水。

　　轉換NH$_3$除了耗能，也會增加肝臟解毒及把NH$_3$合成尿素及尿素的工作量，更增加了腎臟的排泄廢棄物負擔。只要檢測尿液中的尿素氮的排泄量，就以間接得知此人是否有食用過多的蛋白質。NH$_3$的毒性在肝功能受損者，如肝硬化的患者身上，更容易看出來，肝硬化患者，其肝臟把NH$_3$轉換成氮素及尿酸的能力量低，因此可能會產生血液中蛋白質代謝廢棄物NH$_3$濃度過高的問題，NH$_3$在人體血液中的合理濃度為（11～60umol/L），NH$_3$若過高，肝臟衰竭者身上會散發出濃厚的「尿味」，那就是NH$_3$的味道，吃了大量肉食後，尿的阿麼尼亞味道特別重，那就是因為NH$_3$的關係，若NH$_3$高到某種程度，就有可能發生肝性腦病變（Hepatic encephalopathy）或肝昏迷（Hepatic coma），這就是肝硬化者必須限制蛋白質攝取的原因；而腎功能差，排泄尿素氮及尿酸之功能不佳者，已合成的尿素無法經由腎臟排泄，這也就是為什麼肝或腎功能不佳者，都必須限制蛋白質攝取的原因。

斷醣吃肉減肥釀出的悲劇──阿金飲食

　　有許多人誤以為碳水化合物有毒，會引起肥胖，因此拒絕吃碳水化合物、澱粉及任何與糖或醣有關的食物，稱之為斷醣飲食。對某些身體粒腺體已經無法燃燒葡萄糖的「病人」來說，斷醣而改用脂肪為燃料（即斷醣生酮飲食）是唯一保命的方法。但如果斷了醣，卻吃大量蛋白質（肉）來取代醣，那就是犯了大錯。有些人只是為了減重，就斷醣吃蛋白質，剛開始時體重可能會下降，但最後都會失控。

　　不論是動物性或植物性的蛋白質，在化學結構上都是同樣的。因此素食者也不可吃下過量蛋白質，醫學上最有名的蛋白質中毒案例就是羅勃特‧阿金醫生（Dr. Robert Atkins）。阿金醫師於1972年出版「阿特金博士的飲食革命」一書，他提倡降低或完全不吃碳水化合物，只吃肉的阿金減肥法（Atkins Diet），這減肥法曾風行一時，但阿金本人的健康情形並不佳，他雖然活了72歲，但於2003年4月17日逝世時，體重為117公斤，BMI為36（正常為18.5～24），是重度肥胖者，而他所創辦的Atkins Nutrionals公司也於2005年破產倒閉。

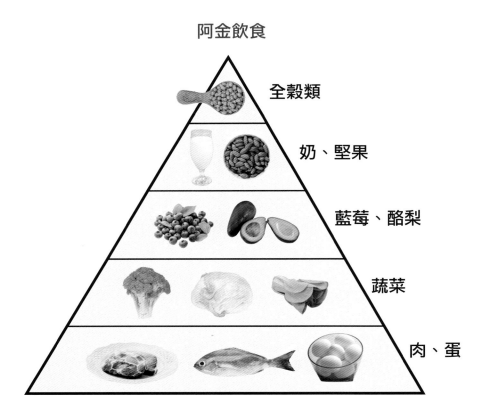

阿金飲食

全穀類

奶、堅果

藍莓、酪梨

蔬菜

肉、蛋

　　後人根據病歷查出他是因為發生心肌梗塞跌倒時，剛好頭撞到地，他並不是因為頭部外傷而死亡，而是心肌梗塞，他數十年來都為肥胖、高血壓、心臟衰竭所苦，因此被傳為是「死於自己的食譜」。阿金醫生就是中了蛋白質毒的典型案例，他雖然不直接吃碳水化合物，但過多的蛋白質也會轉換成葡萄糖，這也是為什麼絕大部分採用吃肉減肥法的人，雖然短期間內可以減重，但最終體重幾乎都失控。

　　總而言之，由於蛋白質也會轉換成葡萄糖，阿金吃肉減肥法雖然不直接吃碳水化合物，但由蛋白質轉換成的葡萄糖，也跟直接吃糖一樣，會被轉換成脂肪儲存起來，這就是為什麼阿金醫生最後死於肥胖、心肌梗塞、心臟衰竭及高血壓的原因，阿金醫生可能對於新陳代謝不甚瞭解，只因一時起意就異想天開，想以吃大量肉來減肥，導致健康吃出問題，甚至死於自己的食譜也就不足為奇了，吃肉減肥通常在初期確實有些效果，阿金於是就把經驗寫成書並創立了阿金減肥法，也開始販售各種健康食品，終於成為規模頗大的食品公司，恐怕當他自己感覺到不對勁時，已是騎虎難下的局面，已經回不了頭。距今二十多年前，台灣也有一為大學生嘗試吃肉減肥法，還到處現身說法，媒體亦廣為報導，最後卻因為體重失控絕望而以自殺收場。另一位也同樣提倡不吃碳水化合物，而提倡吃魚肉減肥的日本記者，於2016年2月6日因心臟衰竭而死，死時才61歲。

　　蛋白質其實是最糟糕的熱量來源，而葡萄糖則是最乾淨的能源，如果把葡萄糖比喻成柴油；脂肪好比汽油，但蛋白質的燃料品質則有如含硫量高的煤炭。

2-5

不生病的飲食：常醣常油生酮飲食

絕大部分的疾病，都跟吃不對食物有關，人如果能夠吃仿母乳營養成分比例的「常醣常油生酮飲食」，就不容易生病，萬一吃錯生病了，就必須用「限／斷醣生酮飲食」來加以矯正。

常醣常油生酮飲食為正常飲食

所謂常醣常油是指所吃的食物中，碳水化合物佔能量來源的50%、脂肪佔40%、蛋白質佔10%的飲食方式，這是全世界的營養醫學專家們，都共同認定的黃金比例。

常醣常油生酮飲食為人類應該遵循的正常飲食，在理論上絕對是真理，但是如果告知一位70公斤重的人，告訴他每天必須吃下至少90公克（c.c.）的可見加不可見油，才能夠達到「常醣常油生酮飲食」的標準，大部分人都覺得太難做到了。一粒雞蛋60公克，一個大雞腿200公克，一碗米飯200公克，要吃這些食物都不難，可是要吃到100公克的油脂，卻讓人很難接受。

油脂可以分為可見油及不可見油兩種。可見油係指眼睛看得到的油，如沙拉油、橄欖油等，不可見油則係指含在食物中的油，以及食物裡面原來就有的油脂，可見油比較容易理解，至於不可見油，則必須深入觀察一下。

需補充可見油

由以上分析估算，來自食物的油脂加上烹調用油脂一天大約只有20公克左右，如果不額外補充可見油，想達到「常油」油脂佔能量來源40%的標準是不可能的。

常見主食的營養成分及熱量

品項	熱量 （大卡 kcal）	水分 (g)	蛋白質 (g)	脂肪 (g)	碳水 化合物 (g)	膳食 纖維 (g)	膽固醇 (g)
白米	355	14	7.5	0.9	77.2	0.3	-
糙米	364	12.2	7.9	2.6	75.6	3.3	-
白飯（乾硬）	183	55.6	3.1	0.3	41	0.6	-
白飯（濕軟）	122	68.6	2.7	0.3	28	0.4	-
意麵（濕）	288	26.8	10.1	1	60.1	4.5	3
白吐司麵包	299	32.5	9.4	7.5	49	2.2	13
地瓜	85	78.3	1.6	0.1	17	3	-
馬鈴薯	76	80.9	2	0.1	14.8	2.2	-
瘦豬肉（前腿）	115	76.7	20.1	3.2	0	71	-
黃豆	446	8.54	36.49	19.94	30.16	-	0
豆腐	76	-	8	4.8	1.9	-	-

單位：100 公克

100公克的糙米所含的碳水化合物有75.6公克，但脂肪含量僅2.6公克，意麵100公克只含1公克的脂肪，一塊100公克的豆腐，油脂含量也才只有4.8公克，即便是100公克的豬瘦肉，蛋白質含量雖然有20公克，但油脂卻只有3.2公克。

根據研究，等份量的植物性食物如蕃茄、菠菜、青豆、豌豆、馬鈴薯，跟等份量的動物性食物如牛肉、豬肉、雞肉、全脂牛的相比，植物性食物的蛋白質含量為33公克，而動物性食物為34公克，兩者在伯仲之間。但是脂肪的含量則差距很大，前者只有4公克，而後者則達36公克。

如何計算「常醣常油生酮飲食」的油脂需要量

　　體重70公斤的人，每天每公斤的體重需30大卡的熱量，因此他一天需要的總熱量為2100大卡（70kg×30大卡/kg/D＝2100大卡）。把100零頭減掉，以每天需要2000大卡來計算。

　　「常油」的意思就是油脂的食用量應佔每日總熱量的40%，這樣才能產生足量有抗發炎作用的BHB酮體，也就是此人每天應該要有800大卡的熱量來源，是來自脂肪的（40%×2000大卡＝800大卡）。

　　1公克的蛋白質及葡萄糖，都是可以產生4大卡的卡路里熱量，但是1公克油脂卻可以產生9大卡的熱量。

　　試問想要得到800大卡來自油脂的熱量，那麼需多少公克的油脂才能夠產生800大卡的熱量呢？演算的方式就是：800大卡÷9大卡/公克≒90公克。

　　如果反過來演算，一個70公斤的人，他每天需要2000大卡的熱量，如果他每天有食用90公克的油脂，那麼他來自油脂的熱量就佔了他每日總熱量的40.5%（90大卡÷2000大卡×100＝40.5%）。

　　以上就是前述，**70公斤重的人，如果做油脂佔總熱量來源的40%的「常醣常油生酮」飲食的話，他每天需要吃下的油脂為90公克（約90c.c.）的由來。**

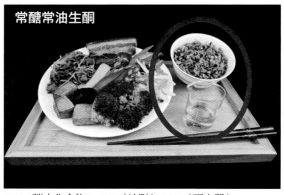

50%（碳水化合物）40%（油脂）10%（蛋白質）

可見油與不可見油

　　來自食物中的不可見油並不多，每天大約只有20公克（約20c.c.），因此為了補足90公克的油脂量，每天必須補充70公克的可見油，也就是每一公斤體重，必須補充1c.c.的可見油（1c.c.可見油/kg/D）。

　　以上每公斤體重補充1c.c.可見油的公式，適用於做「常醣常油生酮」飲食者，也就是說，每一個想要身體維持健康的人，都必須如此補充可見油。

　　如果不額外補充可見油的話，那麼他一天的油脂攝取量只有20公克，只提供了180大卡（20公克×9大卡/克＝180大卡）。一個人如果每天只有180大卡的熱量是來自油脂的話，表示他來自油脂的熱量只佔總熱量（2000大卡）的9%（180大卡÷2000×100＝9%）。

　　油脂攝取不足，碳水化合物澱粉過量，乃是健康殺手，多少慢性發炎性疾病因此而生。

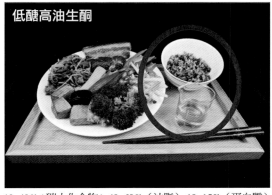

10~40%（碳水化合物）40~60%（油脂）10~15%（蛋白質）

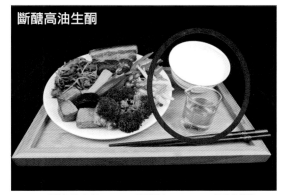

2~10%（碳水化合物）75%（油脂）10~15%（蛋白質）

2-6

好油的重要性及如何選擇

人的神經系統有70%的成分為油脂，人體有60兆個細胞，油脂也是所有細胞膜的最重要成分。

　　地球上生命的食物鏈中，植物為生產供應者，人為消費者，植物吸收天地能量，養活了所有動物。植物利用葉綠素吸收陽光的能量，把捕捉自空氣中的碳、吸收自土壤中的氮磷鉀（NPK）及水，在植物體內合成了醣、氨基酸及脂肪酸。陸地上有陸生植物，水中則有含葉綠素的微藻類及大型海草。陸地上的草食動物以植物為食物，肉食動物（獅虎）則吃草食動物（牛馬羊），人（葷食者）處於食物鏈的最頂層，人除了直接吃植物，也會吃其他草食及肉食動物，這就是食物鏈。

人體不能缺的巨量營養素有哪些？

　　人體無法自行合成醣，必須仰賴植物供應，人體也無法合成脂肪酸，全都仰賴所吃下的動植物食物來供應。

　　至於氨基酸，人體只能合成一部分，有九種氨基酸（必需氨基酸）是人體無法自行合成製造的，也必需仰賴其他動植物來供應。

　　如果以上「必需」營養素吃的不夠，非必需的就算吃再多，也算是「營養不良」。

人體不能缺乏之「必需」巨量營養素

巨量營養素名稱	分子式及結構	來源	人體合成製造能力	必需成分名稱
碳水化合物澱粉	Glucose CH₂OH 分子：醣類 以葡萄糖為代表	植物	人體無法直接利用 CO_2 等原料及太陽能製造合成碳水化合物、澱粉、葡萄糖	**8 種「必需」醣質營養素** **8 種完整醣分子 (多醣體) (Complete Glyconutrients)** 1.Xylose 木膠糖 2.Fucose 岩藻糖 3.Galactose 半乳糖 4.Glucose 葡萄糖 5.Mannose 甘露糖 6.N-acetylglucosamine 乙醯葡萄糖胺 7.N-acetylgalactosamine 乙醯半乳糖胺 8.N-acetylneuraminic acid 乙醯神經胺酸
蛋白質	分子：胺基酸	植物、動物	人體無法直接利用 CO_2 等原料及太陽能製造合成必需胺基酸，只合成製造部分非必需胺基酸	**9 種必需胺基酸** 1. 色胺酸 (色氨酸，tryptophan) 2. 纈胺酸 (結氨酸，valine) 3. 酥胺酸 (蘇氨酸、羥丁胺酸，threonine) 4. 離胺酸 (賴氨酸，lysine) 5. 苯丙胺酸 (苯丙氨酸，phenylalanine) 6. 白胺酸 (亮氨酸，leucine) 7. 異白胺酸 (異亮氨酸，isoleucine) 8. 甲硫胺酸 (蛋氨酸，methionine) 9. 組胺酸 (組氨酸，histidine) 　 甲基 組胺酸 (L-1-Methylhistidine)
油脂	Saturated 飽和脂肪酸 monounsaturated 單元不飽和脂肪酸 Omega-9 分子：脂肪酸	植物、動物	人體無法直接利用 CO_2 等原料及太陽能製造合成油脂。只能將多碳的脂肪酸分解代謝成短碳的脂肪酸	**2 種必需脂肪酸** Omega-3 及 Omega-6 為必需脂肪酸

油脂對人體的重要性

人的神經系統有70%的成分為油脂，人體有60兆個細胞，油脂也是所有細胞膜的最重要成分。營養醫學界所公開承認的事實，就是成人在日常飲食中，碳水化合物不可超過每日熱量來源的50%，而油脂則不可低於佔熱量來源的40%，至於蛋白質，則只要佔10%就夠了，蛋白質如果攝取過量對人體的傷害也很大。而Omega-36及Omega-9好油是建構人體大腦及腹腦（腸道）的必需原料。

「必需」與「非必需」脂肪酸

油脂，依其雙鍵之有無或多寡，可以分為飽和及多單元不飽和（Omega-369）脂肪酸；沒有不飽和雙鍵的脂肪酸，稱之為飽和脂肪酸，有一個不飽和雙鍵的，18個碳（C18）的脂肪酸稱之為單元不飽和脂肪酸Omega-9，有三個雙鍵的十八個碳（C18）脂肪酸，則稱之為多元不飽和脂肪酸，由於雙鍵所在部位的不同，分為Omega-3及Omega-6兩種。

油脂，如果依其重要性來分，可以分為「必需」與「非必需」脂肪酸兩種，所謂「必需」，就是如果沒有它就不行的意思。「必需」脂肪酸係指Omega-3及Omega-6多元不飽和脂肪酸。

Omega-6脂肪酸，由於它會產生前列腺素E2（prostaglandin E2, PGE2），Omega-6攝取的量如果多過Omega-3很多，PGE2比較會引起發炎反應，於是就誤以為Omega-6是不好的脂肪酸，其實那是誤解了。

其實Omega-3及Omega-6都是「必需」的的脂肪酸，如果兩者能夠維持Omega-3：Omega-6＝1：1的比例，那是最理想，對人體最好，但是Omega-3在油脂中含量較少，不易取得，因此如果把標準放寬一些，兩者能維持1：4的比例也就不錯了。

飽和脂肪酸

飽和脂肪酸在人體內，主要是當作燃料用途，而不是構成細胞膜或製造神經傳導素或修復細胞膜及神經的材料，飽和脂肪酸普遍存在於各種油脂及食物中。有學者認為過多飽和脂肪會造成膽固醇升高等壞處，雖然不無道理，但是如果Omega-3吃得足夠，其實對飽合脂肪酸並不必擔心；不過如果在食物之外想要另行補充可見油來增加油脂總攝取量的話，我們並不建議補充12個碳（C12，月桂酸）以上的飽和脂肪酸，而是直接補充MCT中鏈脂肪酸（Medium Chain Triglyceride, MCT）。因為凡是十二個碳以上的脂肪酸，不論它是否為飽和，或是單元多元不飽和，它都必須先經由吸收到淋巴系統，再到乳糜管、胸管，然後才注入人體左上方的大靜脈中，才進入人體循環，人所吃下去的C12以上的長鏈脂肪酸，必須經過3～4個小時才能經肝臟轉換成酮體做為燃料，而MCT則不一樣，它不必經由淋巴管吸收，而是直接被吸收進入靜脈中到達肝臟，只要幾分鐘就可以轉變成酮體。

Omega-369脂肪酸

Omega-369除了同飽和脂肪酸一樣，可以作為燃料之外，也是細胞膜、神經組織的主要成分，更是構成百千種神經傳導素及賀爾蒙（激素）的原料前驅物質。

Omega-369可合成對健康具關鍵性影響的前列腺素：據研究指出，人體內的多元不飽和脂肪酸Omega-6太多或Omega-3缺乏，會導致長期發炎、癌症的擴散、心臟病、關節炎及免疫系統失調等毛病。專家說，食物中如果含過量的Omega-6，會促使體內炎症的發生，而Omega-3則有提高對抗炎症的效果。因此，Omega-6過量被視為有害的，Omega-3則被認為對身體有利。事實上兩者皆有其必需性，如何維持平衡才是焦點。要瞭解兩者平衡

的重要性，必須明白這兩種必須脂肪酸在體內轉化成前列腺素的原理所在。

多元不飽和脂肪酸是合成前列腺素的絕對必需原料，前列腺素是一種高度活躍，有類似賀爾蒙般作用的物質。我們所攝取的脂肪酸經過一連串反應步驟，在身體內任何地方都可合成前列腺素，並參與了調節血壓、心跳、血管的擴張、中樞神經系統、血液凝固、水分平衡、皮膚健康、消化系統及肝臟功能健全等等，由前列腺素的重要功能可以理解，為何多元不飽和脂肪酸被稱為是「必需的」，甚至被稱為維他命F。

a.PGE1

人體合成的前列腺素有三種，即PGE1、PGE2、PGE3，各有不同的功能，三者需適當搭配方能至平衡狀態，由Omega-9合成的PGE1是影響神經系統細胞釋放傳遞神經脈衝訊息的重要物質，此物質具抗炎性，並可增強免疫力。

b.PGE2（前列腺素E2）

$$\text{Cox-2酶}$$
$$\downarrow$$
$$\text{Omega-6} \rightarrow \text{花生四烯酸} \rightarrow \text{PGE2（導致炎症、紅腫熱痛）}$$

Omega-6系列中的花生四烯酸會促進PGE2產生。PGE2是一種高度致炎性的物質，能引起紅腫熱痛發炎反應，令血液變黏稠，縮窄血管，造成血管硬化和心臟病，而且，花生四烯酸亦能產生一種叫白三烯的物質，此物質致炎性更強，它能使白血球聚集於身體某部分，雖然在某些時候是生理上所必需的，但在非生理必需時積聚太多就會造成傷害。花生四烯酸屬於Omega-6系列的一種必需脂肪酸。食物中含量很少，必須由Omega-6油脂轉換而來。

c.PGE3（前列腺素E3）的合成

Omega-3→PGE3（抗發炎），PGE3具消炎及增強免疫力的作用，被認為是可抵銷PGE2引發炎症的物質，它能阻止血小板聚合，防止血管痙攣，降低三酸甘油脂，改善神經協調的功能，還能降低細胞中花生四烯酸的量。必須強調的是，前列腺素PGE2並不是全都對身體有害的，而是說，當前列腺素PGE2過多，作用太過激烈，而PGE1和PGE3量太少，不足以平衡它時，發炎就難以避免。

研究顯示，如果Omega-6與Omega-3攝取比例不對時，身體會製造過多的PGE2和過少的PGE3。三種前列腺素若不平衡，將導致長期炎症、癌症的擴散、心腦血管疾病、關節炎、過敏症、糖尿病、皮膚病及免疫系統失調等。近年來，醫學界曾做過許多試驗，研究過量Omega-6對動物腫瘤生長的影響，結果發現，凡餵飼過量Omega-6的動物，腫瘤生長得特別快。而Omega-3較多時，可抑制腫瘤生長。

植物油中值得特別推薦的是星星果油，因為它所含的Omega-369共有93.7%，Omega-3（48.6%）含量又大過Omega-6（36.8%），是最適合人體的食用油。

Omega-3、9可降低炎症反應

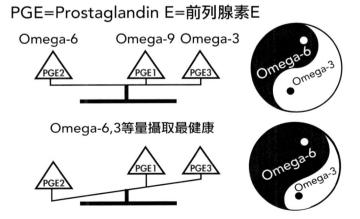

PGE=Prostaglandin E=前列腺素E

Omega-6　　Omega-9 Omega-3

PGE2　PGE1　PGE3

Omega-6　Omega-3

Omega-6,3等量攝取最健康

PGE2　PGE1　PGE3

Omega-6　Omega-3

Omega-6過多，處於失衡炎症狀態，人體不健康

omega-3多元不飽和脂肪酸的好處

茲將營養醫學界對omega-3多元不飽和脂肪酸，所公認對人體之好處綜述如下：

1. **降低膽固醇與減少心血管疾病發生**：Omega-3，長期食用可改善血管狀況並有持久的保健作用。

2. **它能增進大腦的發育**，同時使大腦神經膜、突觸前後膜的通透性提高，使神經傳遞通路暢通，提高神經反射能力，使人的語言思維能力、反應能力得以提高，對於兒童智力提高和老年人防止老年痴呆症都十分有益。

3. **降低血脂**：大部分心臟血管疾病，都源自於血液與血管全面性的異常，唯有徹底清除血液中有害物質，改善血管狀況，才是健康之本。Omega-3是神奇的血管清道夫，可清除血管壁上的陳年沉積物。

4. **延緩衰老**：老年人攝取高量的Omega-3脂肪酸，可使老化衰退的腦細胞活化，有效的延長生長，並提高記憶力和思維能力。延緩大腦衰老，能有效的防治老年痴呆症。

5. **具抗過敏炎症的功能**：Omega-3 是重要的多元不飽和必需脂肪酸，它可減輕組織對炎症的反應，並使微血管擴張，降低過敏現象。

6. **提高視網膜反射能力，防治近視**：因此補充足量Omega-3，對活化衰弱的視網膜細胞，增強視力有很好的幫助。可預防老年性老花眼、視力模糊、白內障，對糖尿病出現的眼部疾病併發症等都有顯著的效果。

7. **預防癌症**：動物實驗顯示Omega-3油攝取量若佔一天脂肪的25%，可降低罹患結腸癌的風險。此外，在日本也針對抗大腸癌做對照試驗，證實Omega-3油有抑制大腸癌作用。

8.**減肥功能**：Omega-3油可以阻斷人體脂肪合成，防止和消除脂肪囤積，是純天然植物性減肥食品，不需節食且不會引起腹瀉。對人體無任何副作用，停食也不會出現反彈現象，長期食用能調節人體機能。

9.**益於優生**：懷孕媽媽經常補充Omega-3油脂，可幫助胎兒腦部及視網膜發育，增強智力，提高大腦的應急能力；增加母親產後乳汁分泌，提高母乳的品質。孕婦常服可降低炎症反應因子，減少胎兒日後得到異位性皮膚炎或其他過敏性疾病。

常見食用油脂的脂肪酸組成及總脂肪酸的重量百分比
Percent by weight of total fatty acids

油脂種類	飽和								單元不飽和	多元不飽和	
	丁酸 C 4:0	已酸 C:6	辛酸 C:8	癸酸 C 10:0	月桂酸 C 12:0	豆蔻酸 C 14:0	棕櫚酸 C 16:0	硬脂酸 C18:0 Omega -9	油酸 C18:1 Omega -9	亞油酸 C18:2 Omega -6	亞麻酸 C18:3 Omega- 3
Almond oil 杏仁油	-	-	-	-	-	-	7	2	69	17	-
Beef Tallow 牛油	-	-	-	-	-	3	24	19	43	3	1
Butterfat (cow) 牛奶油	3.9	2.5	2	3	5	11	27	12	30	2	1
Butterfat (goat) 羊奶油	2.1	1.8	6	7.9	3.5	8	28.7	6.8	31.2	3	1
Butterfat (human) 人奶油	-	0.1	2.7	2	5	8	25	8	35	9	1
Canola oil 芥子油	-	-	-	-	-	-	4	2	62	22	10

油脂種類	飽和								單元不飽和	多元不飽和	
	丁酸 C4:0	己酸 C:6	辛酸 C:8	癸酸 C10:0	月桂酸 C12:0	豆蔻酸 C14:0	棕櫚酸 C16:0	硬脂酸 C18:0 Omega-9	油酸 C18:1 Omega-9	亞油酸 C18:2 Omega-6	亞麻酸 C18:3 Omega-3
Camellia oil 苦茶油	-	-	-	-	-	-	8	2.6	80	7.2	2.20
Cocoa Butter 可可油	-	-	-	-	-	-	25	38	32	3	-
Cod liver oil 鱈魚肝油	-	-	-	-	-	8	17	-	22	5	-
Coconut oil 椰子油	-	0.8	10	8.1	45	17	8	1.6	8	1.4	-
Corn oil (Maize oil) 玉米油	-	-	-	-	-	-	11	2	28	58	1
Cotton seed oil 棉籽油	-	-	-	-	-	1	22	3	19	54	1
Flax seed oil 亞麻籽油	-	-	-	-	-	-	3	7	21	16	53
Grape seed oil 葡萄籽油							8	4	15	73	
Illipe seed oil 龍腦香果油	-	-	-	-	-	-	17	45	35	1	-
Lard (Pork fat) 豬油	-	-	-	-	-	2	26	14	44	10	-
Olive oil 橄欖油	-	-	-	-	-	-	13	2	73	11	1
Perilla seed oil 紫蘇油	-	-	-				6.8	1.69	12.01	15.43	62.73
Palm kernel oil 棕櫚核油	-	-	6	7	43	18	8	3	10.8	4.2	-

油脂種類	飽和								單元不飽和	多元不飽和	
	丁酸 C 4:0	已酸 C:6	辛酸 C:8	癸酸 C 10:0	月桂酸 C 12:0	豆蔻酸 C 14:0	棕櫚酸 C 16:0	硬脂酸 C18:0 Omega-9	油酸 C18:1 Omega-9	亞油酸 C18:2 Omega-6	亞麻酸 C18:3 Omega-3
Safflower oil 紅花油	-	-	-	-	-	-	7	2	13	78	-
Sesame oil 芝麻油	-	-	-	-	-	-	9	4	41	45	-
Sacha Inchi 星星果油	-	-	-	-	-	-	3.27	3.03	8.3	36.8	48.6
Soybean oil 黃豆油	-	-	-	-	-	-	11	4	24	54	7
Sunflower seed oil 葵花籽油（一般品種）	-	-	-	-	-	-	7	5	19	68	1
Sunflower oil 葵花油（高油酸品種）	-	-	-	-	-	-	6	4	80	10	0
Walnut oil 核桃油	-	-	-	-	-	-	11	5	28	51	5

王群光醫生整理www.ckwang.com.tw　www.ckdrwang.com

註：1. 因四捨五入計算法以及其他微量脂質成分未列入表中，故各成分相加不一定
等於100%。

2. 植物油的成分往往會因為品種、樹齡、土壤、水分、氣候、季節、採收時
間、製油方式技術等條件之不同，而影響到脂肪酸的含量比例。

3. 亞麻仁油因含木酚素（類雌激素），適合成長中少女。但男性及成年婦女尤
其是已經有乳癌女性，不適宜大量服用。

壞油是哪些？

1.反式脂肪

最令人印象深刻的壞油就是經過氫化後的反式脂肪酸，在人類油脂史上，反式脂肪是一場大災難，由於反式脂肪製造廠的商業利益遊說，反式脂肪先在美國流行起來，然後風行全世界。由於人體並無法利用此人工合成的「反式」脂肪，而引發糖尿病、肥胖、心臟血管疾病等，這種據說老鼠、蟑螂、螞蟻都不敢吃的油脂，近年已被禁止銷售使用。

2.地溝油

有人專門收購在污水溝中打撈起來的烏黑廢油，加以過濾淨化脫色除臭之後，再販售給人食用，如果用化學檢測法來檢驗，可能符合檢驗標準，但是來源有問題，至於是不是含有不知名致癌物，也未在檢測項目中。

3.烹調方式錯誤，把好油變壞油

a.用不耐高溫的油來煎炸，或把炸過食物的油再做菜給人吃。

b.火烤煎炸等烹調方式，難免會有被碳化的蛋白質或油脂，這些都是致癌物。

4.油脂選擇錯誤

曾發現有人做斷醣生酮飲食之後，引起停經、掉髮等副作用，原來是因為只吃飽和脂肪，沒有補充必須脂肪酸Omega-3、6所引起。這是自己選擇錯誤，不能怪油。

Melting Point of Common Oils 常見油脂的熔點

油脂種類	Melting Temperature 熔點 （由固體變成液體時的溫度）	
	Fahrenheit 華氏	Celsius 攝氏
EPA　二十碳五烯酸（C20：5）	-65 ℉	-54℃
DHA　二十二碳六烯酸（C22:6）	-47 ℉	-44℃
Flax seed oil 亞麻仁油	-11 ℉	-24℃
Caster oil　蓖麻油	0 ℉	-18℃
Sunflower oil 葵花籽油	1 ℉	-17℃
Soybean oil 黃豆油	3 ℉	-16℃
Perilla oil 紫蘇油	12.2 ℉	-11℃
Rapeseed oil 菜籽油	14 ℉	-10℃
Olive oil 橄欖油	21 ℉	-6℃
MCT oil 中鏈脂肪酸	25 ℉	-4℃
Cotton Seed oil 棉籽油	30 ℉	-1℃
Peanut oil 花生油	37 ℉	3℃
Palm Kernel oil 棕櫚核油	75 ℉	24℃
Coconut oil 椰子油	76 ℉	25℃
Palm Fruit oil 棕櫚果肉油	95 ℉	35℃

熔點解說：以椰子油為例，椰子油的熔點為25℃，也就是說低於25℃時，椰子油呈白色固體狀，高於25℃時，則熔解成為透明液體。

各種油脂的冒煙點及適合烹調方式

油脂	規格	冒煙點		適合烹飪方式		
				水炒 100℃	炒< 163℃	煎炸 > 190℃
杏仁油 Almond oil		420 ℉	216℃	○	○	○
酪梨油 Avocado oil		520 ℉	271℃	○	○	○
奶油 Butter		350 ℉	177℃	○	○	✕
芥子油 Canola oil	初榨 未精煉	464 ℉	240℃	○	○	○
	高油酸 產品	475 ℉	246℃	○	○	○
	精煉	470 ℉	240℃	○	○	○
椰子油 Coconut oil	未精煉	350 ℉	177℃	○	○	✕
	精煉	450 ℉	232℃	○	○	○
玉米油 Corn oil	未精煉	320 ℉	160℃	○	✕	✕
	精煉	450 ℉	232℃	○	○	○
棉籽油 Cotton seed oil		420 ℉	216℃	○	○	○
亞麻籽油 Flax seed oil	未精煉	225 ℉	107℃	✕	✕	✕
葡萄籽油 Grape seed oil		420 ℉	216℃	○	○	○
榛果油 Hazel nut oil		430 ℉	221℃	○	○	○
豬油 Lard	未精煉	370 ℉	182℃	○	○	✕
	精煉	430 ℉	220℃	○	○	○
澳洲胡桃油 Macadamia oil		413 ℉	210℃	○	○	○

油脂	規格	冒煙點		適合烹飪方式		
				水炒 100℃	炒< 163℃	煎炸 > 190℃
橄欖油 Olive oil	冷壓初榨	375 ℉	191℃	○	○	○
	初榨	420 ℉	216℃	○	○	○
	初榨混合精煉	460 ℉	238℃	○	○	○
	精煉	468 ℉	242℃	○	○	○
棕櫚油 Palm oil	未精煉	455 ℉	235℃ [1]	○	○	○
花生油 Peanut oil	未精煉	320 ℉	160℃	○	×	×
	精煉	450 ℉	232℃	○	○	○
米糠油 Rice bran oil		413 ℉	210℃	○	○	○
紅花油 Safflower oil	未精煉	225 ℉	107℃	○	×	×
	半精煉	320 ℉	160℃	○	×	×
	精煉	510 ℉	266℃	○	○	○
芝麻油 Sesame oil	未精煉	350 ℉	177℃	○	○	×
	半精煉	450 ℉	232℃	○	○	○
紫蘇油 Perilla oil	未精煉	225 ℉	107℃	×	×	×
星星果油 Sacha Inchi oil	未精煉	225 ℉	107℃	×	×	×

油脂	規格	冒煙點		適合烹飪方式		
				水炒 100℃	炒< 163℃	煎炸 > 190℃
大豆油 Soybean oil	未精煉	320 ℉	160℃	○	×	×
	半精煉	350 ℉	177℃	○	○	×
	精煉	450 ℉	232℃	○	○	○
葵花油 (一般品種) Sunflower oil	一般，未精煉	225 ℉	107℃	○或×	×	×
	半精煉	450 ℉	232℃	○	○	○
葵花油 (高油酸品種)	未精煉	320 ℉	160℃	○	×	×
	精煉	450 ℉	232℃	○	○	○
苦茶油 Tea seed oil	未精煉	485 ℉	252℃	○	○	○
植物酥油 Vegetable shortening		360 ℉	182℃	○	○	○
核桃油 Walnut oil	未精煉	320 ℉	160℃	○	×	×
	半精煉	400 ℉	204℃	○	○	○

2-7

MCT 油在生酮飲食中的重要性

MCT中鏈脂肪酸同時兼具脂肪及醣類的特色及優點，可快速提供足夠能量，體內不產生發炎反應，是生酮飲食重要的必備好油。

從油脂（脂肪酸）中的含碳數目談起

來自動植物的食用油脂，其含碳數目由四個碳（4C）到22個碳（22C）不等，常見的油脂含碳數目，多為偶數，罕有奇數，有其化學鍵上的原因使然，可以用C4、C6、C8、C10、C12、C14、C16、C18、C20、C22來表達。在中文命名上，C10以前的中文名稱都用甲乙丙丁來命名，C4的脂肪酸稱為「丁酸」，C6的脂肪酸稱為「己酸」，C8稱為「辛酸」，C10稱為「癸」酸，這對老一輩的華人來說，是非常好記的，就不知道90後的新新人類們，是否還可以對代表1～10的中文，甲乙丙丁戊己庚辛壬癸仍熟稔。

短鏈及中鏈脂肪酸的命名由來

C4及C6被稱為短鏈脂肪酸，對人體應該也是很重要的，不然也不會出現在多種哺乳動物的母乳中，牛奶及羊奶中都有出現C4（牛奶油3.9%，羊奶油2.1%），而人乳中則沒有C4；牛奶油中的C6為2.5%，羊奶油為1.8%，但人奶的C6含量則只有0.1%。

牛奶及羊奶的香味（又有人說是騷味），據說就是來自C6及C4。

C6、C8、C10這三種脂肪酸的英文命名都跟羊有關，C6己酸的英文名稱叫Caproic acid，Caproic為「羊油」的意思，因此C6己酸又稱為「羊油酸」；C8辛酸，英文名稱為Caprylic acid，故C8辛酸又叫「羊脂酸」；C10癸酸的英文名字為Capric acid，故

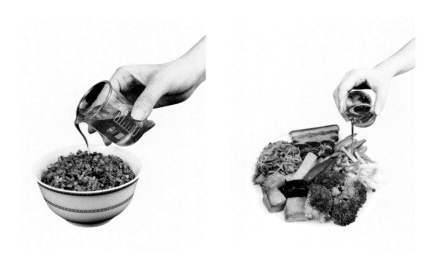

C10癸酸又叫「公山羊酸」。這跟C6、C8、C10在羊奶、羊油中含量特別高有關，研究人員就以此來命名。

長鏈脂肪酸的命名

　　長鏈脂肪酸係指含碳數由12到22的脂肪酸。其中文命名也必需背起來，依序為月桂（C12）、豆蔻（C14）、棕櫚（C16）、硬脂（C18）、花生（C20）酸。

　　每一種油脂的命名都有其故事背景，說來話長，此亦非本書重點，不過值得一提的就是「硬脂酸」，在某些植物油脂中的硬脂酸含量特別高，如可可油（38%）、龍腦香果油（45%），乳油木果油（39%），這些油在陽光曝曬下仍為固態，熔解點很高，所以才叫「硬脂」。

真正的MCT中鏈脂肪酸（Medium-chain Triglyceride, MCT）

在很古早，大約在十九世紀的時候，化學家把油脂中含8、10、12個碳的脂肪酸，都劃歸為中鏈脂肪酸，但近年隨著科技的進步，發現C12（月桂酸）在人體中的生理表現跟C8、C10是完全不一樣的，C12跟其他的長鏈脂肪酸（Long chain Triglyceride, LCT）一樣，都是屬於LCT。

MCT一喝下去，只需要數分鐘，就會被腸道直接吸收，由肝臟轉換成酮體，這除了可經由檢測血液及尿液中的酮體濃度來得到證實，更可靠的是個人馬上有身體發熱，手變暖的感覺。

椰子油及油棕櫚仁油中的C12含量都很高，或許有人會一時不察，錯誤的把C12月桂酸含量佔45%的全椰子油當成MCT油來銷售，那是不符合科學求真精神的。

分辨到底是全椰子油還是MCT的最簡單方法，就是熔點（Melting Temperature），也就是由固體變成液體時的溫度。

全椰子油的熔點為25℃，室溫低於25℃時（凝結點），它就會凝結成白色不透明的固體，所以只含C8及C10的MCT油，其熔點則為-4℃，也就是說放在冰箱4℃冷藏而不會變固體的，才是真正的MCT油。

MCT中鏈脂肪酸的特點

MCT中鏈脂肪酸同時兼具脂肪及醣類的特色及優點，可快速提供足夠能量，體內不產生發炎反應，另外可減少體脂肪，減少蛋白質耗損，改善代謝症候群疾病等等。

中鏈脂肪酸具有下列幾項特點：

1.MCT較LCT易被消化分解：消化速度（亦即水解速度）快，親水性比較強，形成的乳化膠體微滴更小，所需要的乳化劑（膽汁

酸）更少，更容易發生水解反應。在腸道中不需膽汁及胰脂解酶即可被水解，直接被吸入進入靜脈，再經肝門靜脈循環送至肝臟，不像LCT需經由淋巴系統來運送。LCT則被吸收進入淋巴系統，再集中到乳糜池（Cisterna chyli），經由胸管，注入在內頸靜脈和左鎖骨下靜脈的交界處，再進入心臟。

2.吸收速度快：LCT必須在腸道上皮細胞裡，重新與甘油結合成甘油三酯，再與載脂蛋白、磷脂和膽固醇形成乳糜微粒，而後才能經淋巴系統進入血液循環，整個過程需要三到四個小時才能完成。相形之下，中鏈脂肪酸只需要幾分鐘就能直接從腸道上皮細胞吸收，再通過肝門靜脈進入血液循環，喝下MCT數分鐘後手掌就會發熱，精神變得比較好。

3.**在人體內分解代謝中，更容易被分解利用氧化：MCT比LCT容易被分解利用，隨時提供熱能而不易被當成脂肪儲存起來，不會讓人發胖，MCT由肝臟直接轉換成酮體，酮體並無法儲存，多餘的酮體就會經由尿液排出體外。**

4.由於中鏈脂肪酸的鏈比較短，它們不能被當作脂肪細胞的結構材料使用。日本的一項對比研究發現，吃中鏈脂肪酸時，能量消耗及脂肪氧化量增加，飽足感增加，在人體內沒有累積，有利減肥，與吃長鏈脂肪酸的人相較，體重、腰圍、腰圍臀圍比都明顯減少。

5.MCT被吸收後，迅速被肝臟代謝成酮體，酮體中以BHB（β-Hydroxy butrate）為主，BHB除了是優質燃料，1公克MCT oil可提供約8.3大卡熱量。BHB酮體也可以抑制由NLRP3發炎體（inflammasome）所誘發的發炎反應。

MCT中鏈脂肪酸的運用

1. MCT屬於飽和脂肪酸，生酮飲食選擇食用油脂時，應維持多元不飽和（Omega-3、6）：單元不飽和（Omega-9）：飽和的比例維持在1：1：1，MCT不含必需脂肪酸（Omega-3、6），就算是全椰子油，Omega-3的含量亦為0%，而全椰子油Omega-6的含量，僅有1.4%；**最理想的生酮飲食用油搭配係「星星果油＋MCT」，因為星星果油的Omega-3＋6＋9為93.7%，飽和脂肪酸只有6.3%，因此想減輕體重者，以50%星星果油＋50%MCT油的組合是絕配。**

2. 防彈咖啡添加MCT：推廣業者把MCT及草飼奶油加到咖啡中雪克（shake）混合後，可取代早餐，可使精神變好且有飽足感。防彈咖啡除了添加MCT，也可以同時添加少量BHB酮晶粉，效果更快速。

3. MCT對人體的整體好處，以如上所述，但是我還是強調必須要跟Omega369一起食用。Omega-3、6必需脂肪酸，尤其是Omega3是不可缺少的。如果長期只吃Omega-3為0%的純椰子油或MCT，有可能會出現必需脂肪酸（Omega-3.6）缺乏的症狀。

4. 建議大量使用MCT之狀況：

a. 吃了其他LCT油會產生脂樣腹瀉者，建議減少LCT的攝取，增加MCT的比例。

b. 膽汁之分泌受阻，胰液分泌受阻，而產生黃疸者，服用MCT會比其他LCT為佳，或乾脆直接服用外源性酮晶粉，也就是食品工廠中製造好的酮體，不必再增加肝臟負擔。

c. 由於輸送油脂的淋巴管受阻，產生乳糜肚或乳糜胸者，如各種腫瘤壓迫淋巴管或淋巴管平滑肌瘤病（Lymphangioleiomyomatosis, LAM），只好改用不需由淋巴管運送的MCT油。

d. 此外，還有一些民間流傳，非傳統的MCT用法，如直接將高純度，不含C12（C12=0%）的MCT油，直接塗抹在皮膚上，可迅速經皮吸收，據說可以滋潤皮膚，減少色素斑，增加皮膚緊緻度，縮小毛

孔，甚至有用來點眼睛保養。這些用法在傳統西醫師眼中看來，可能有些匪夷所思，但是身為從事自然療法的醫師，對於這些並不會造成傷害（do no harm）的自發性民俗療法，亦樂觀其成。

若能撿拾無患子果肉，將其自製成乳化劑，再用MCT或星星果油混合成不透明狀乳液來擦在皮膚使用，其潤膚效果更佳。

C12月桂酸長鏈脂肪酸

含碳數在12個碳（C12）以上的脂肪酸，就叫長鏈脂肪酸（Long Chain Triglyceride, LCT）。LCT的消化、吸收、利用較MCT慢，路徑也完全不同，這在本文前半部已有說明。

嚴格來說，C6～C22的脂肪酸，每一碳數的脂肪酸都有其特別的功能，C12以上的飽和長鏈脂肪酸，在膽固醇、HDL-C、LDL-C及TG的不良影響上，仍有一些疑點尚未釐清，但是多單元不飽和的Omega-369則無此疑慮。

椰子油是一種很特別的油脂，其所含的C12月桂酸佔45%（棕櫚仁油C12佔43%），是其他植物油所沒有的。有一份最近的研究報告指出，月桂酸會引起免疫T細胞製造更多發炎反應，以及（在老鼠身上）會令神經退化性疾病多發性硬化症更嚴重。不過，只含有極少量C12的MCT油還是很安全的。由於椰子油耐高溫，是很好的烹調用油。但是如果是想用來作為「養生保健」用途的話，則還是以提煉自椰子油的MCT為首選。

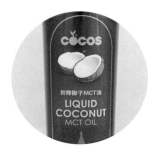 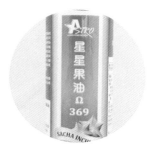

2 -8

如何把油變成果汁、冰淇淋

油脂吃不夠，碳水化合物或蛋白質吃過多的飲食法，就是各種新陳代謝疾病的源頭，運用一些方法把油變好吃，值得大家進一步探討。

大多數人油脂攝取量不到需要量的四分之一

一天就算吃兩個含肉便當，而沒有額外補充可見油的話，一天下來，所吃下食物中的油脂含量，也不可能達到「常醣常油」正常飲食中的40%，頂多不會超過15%，嗜食碳水化合物者，每天油脂的攝取量，可能未能達到佔總能量來源的10%，這種油脂吃不夠，碳水化合物或蛋白質吃過多的飲食法，就是各種新陳代謝疾病的源頭。

如何把油變得甜美可口

人的飲食習慣、口感很難改變，很多人「想」到要一口氣「喝」下40c.c.的可見油，就難免有噁心的感覺，但是剛出生的嬰兒就不同了，如果從小用吸管滴一些油給他喝，每天訓練下來，最後都會很喜歡喝油，常會吵著要喝油。

有些大人真的很勇敢，倒了油就直接喝下去，但還是很多人沒有勇氣直接喝油，而是要把油拌在食物中。

作者本人起初也是不敢直接喝油的，於是設計了一套把油變得甜美好喝，連幼童都愛喝的方法。

1.到五金店買一個小電子秤。

2.準備一個約100c.c.蓋子可拴緊的小塑膠杯，放在電子秤上。

3.倒入Omega-369油（星星果油）10～20c.c.，MCT油10～20c.c.（1c.c.約等於1公克）。

4. 添加一小匙維他命B群粉。

5. 添加少許有酸味的不甜果汁，作者是採用沙棘果汁，可依個人喜好，調味用。

6. 加入數匙蔬菜粉，如明日葉、桑葉、小麥草或其他澱粉含量極少的綜合蔬菜粉等，這些碳水化合物含量極少的乾燥粉，可以把油被吸附在粉中，不復有油膩感。

7. 加入極少量甜菊糖。

8. 漆加數匙卵磷脂可減少噁心感。

9. 拴緊蓋子搖晃雪克，再加入少許水後再搖勻，然後一口喝下。

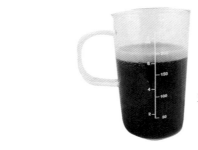

王醫師調製的早餐一杯油

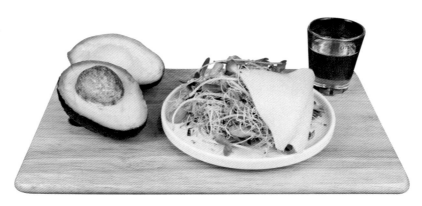

在飲食中加進可見油，增加油脂比例。

喝了油會脹氣、噁心怎麼辦？

平時沒有習慣喝油的人，腸胃道會以為油是壞東西，因而產生排斥，反射性的想把它吐掉或拉掉。有些人喝了油會覺得脹氣，產生油狀腹瀉、噁心或嘔吐等等。

作者剛開始時，也會一整天都覺得噁心，但經過2～3個月後就習慣成自然，初期喝油後要喝點咖啡，吃豆腐乳或韓國泡菜來壓制油膩感，如果在杯中加入卵磷脂，將油脂乳化可降低噁心感，腸道會更容易分解吸收，若有腸胃道嚴重不適應者，最好由少到多，慢慢再增加劑量。

餐前先喝油，可減少其他食物攝取

有些小朋友胃口奇大，愛吃零食和麵飯，因此變成小胖子，最好是在餐前先給他喝油，油會讓人有飽足感，喝了油以後，對其他碳水化合物就會比較吃不下。

把喝油當早餐

依上述方法泡製的油品，喝下去有酸甜味，一點都不難喝，連兒童都愛。

早餐最好不要吃任何固態食物，只要喝油就好，如果喝下40c.c.的油，就可以得到360大卡的熱量（1c.c.油可產生9大卡熱量）。

一早喝下40c.c.（360大卡）的油，等於吃了兩碗乾硬飯，三碗濕軟飯（濕軟飯一碗122大卡，乾硬白飯一碗183大卡）。

早上喝油的好處是可以刺激膽汁排空，避免膽汁累積過久，濃縮沉澱物形成膽結石。如果膽囊切除後，還是不敢多吃油，久了會增加膽管結石及肝內結石的發生率。

餓就喝油，可消除飢餓感

有時忙到沒時間用餐，覺得餓時，就用喝油（MCT）來解決。MCT可直接進入由肝臟轉換成酮體，不會變成體脂肪或三酸甘油脂。若沒有MCT時，星星果油或外源BHB酮晶粉也很有用。

把油變沙拉

把油加上食用乳化劑，用果汁機攪拌，就可以製成沙拉食用。一般的沙拉醬是用蛋黃、油、醋、鹽、糖去打成稠狀，蛋黃的主成份是卵磷脂，也是讓油水不分離的天然乳化劑。有些人不吃蛋，也有生蛋（沒加熱消毒）的疑慮，則可用大豆卵磷脂當乳化劑。

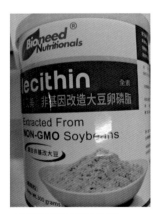

大豆卵磷脂可當乳化劑。

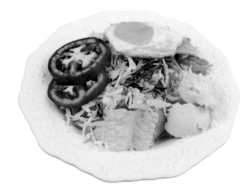

把油做成沙拉醬，黃色塊即是沙拉醬。
（作法及圖／由樸園黃火盛先生提供）

製作「油冰淇淋」給小朋友吃

小朋友都愛吃冰淇淋，如果把適量的油跟無糖巧克力及蒟蒻粉等混合，再加上甜菊糖，放在布丁盒或購自西點店的蛋糕鋁箔小盒中冷凍，小朋友上學前就不用吃早餐，而改為吃「油冰淇淋」。

製作油冰淇淋以用星星果油最理想，因其Omega-369佔93.7%，飽和脂肪酸極少，且有天然青草香味。

孩童的油脂攝取量，可達到每天每公斤體重1～2c.c.的星星果油。以10公斤體重幼兒為例，可給他吃到1.2c.c.，也就是總共12c.c.的星星果油。很多兒童喝了成績大有進步，因此把星星果油暱稱為「聰明油」。

10公斤的孩童，每天每公斤體重約需30大卡熱量，而12c.c.油脂，提供108大卡的熱量（12c.c.×9＝108大卡），這樣一來，除了來自食物中的不可見油，他所吃下的可見油就可提供108大卡，佔他每日總熱量的36%（108大卡÷300大卡＝36%）

油冰淇淋基本配方

甜菊糖一克、赤藻糖醇80克、大豆卵磷脂40克、鹽二克、關華豆膠一克、水200克、星星果油90克、冷壓椰子油180克

作法：
用攪拌器打到稠狀即可，再分裝冷藏或冷凍。可以用上述的基本配方再調製各種口味的冰淇淋。

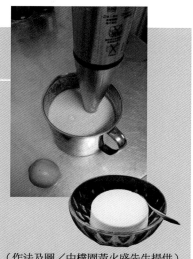

（作法及圖／由樸園黃火盛先生提供）

2-9

外食如何選餐與低 / 斷醣食物名單

外食如何也能落實生酮飲食呢？其實一點都不難，只要多選擇綠色蔬菜及低升糖指數（LOW GI）食物就大致搞定了。

在自助餐中挑菜

以一執行限斷醣生酮飲食者在自助餐店挑選食物為例，首選的食物為綠色蔬菜，可吃到飽，其他澱粉多的塊根類只能微量淺嚐。

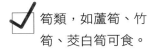 筍類，如蘆筍、竹筍、茭白筍可食。

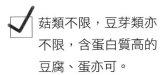 菇類不限，豆芽類亦不限，含蛋白質高的豆腐、蛋亦可。

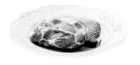 有吃動物性食物者，各種肉類每日不可超過兩百公克。

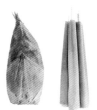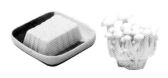 至於米飯、麵食、餅乾、饅頭、土司、地瓜、馬鈴薯、水果等高澱粉食物應該避開，如果嘴饞想吃水果，以前可能一次吃1斤葡萄，現在改為一粒是可行的。

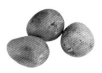

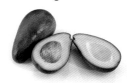 唯一可放膽大量吃的水果是酪梨，酪梨也叫牛油果，碳水化合物含量極低，Omega-9含量高。

低升糖指數（LOW GI）食物

Glycemic Index，中文翻譯成「升糖指數」，代表我們吃進的食物，造成血糖上升速度快慢的數值。而「低GI」這個觀念最早用在糖尿病飲食。

國外研究指出，吃較多的高GI食物（如精緻的澱粉類食物，白飯、糯米飯、白吐司或白麵包等），會加速血糖上升，容易引起飢餓感而誘發食慾，增加進食量，並促進食物代謝，大量產生脂肪，增加人體血液或細胞中脂肪的堆積。

隨著醫學的進步，發現即使吃主食類例如馬鈴薯與地瓜，兩者經過人體消化後其血糖上升速度卻不一定是同樣情形，馬鈴薯的血糖上升速度比地瓜來的快，因此營養學者開始進行研究「哪一種食物消化血糖上升速度會比較快」。其方法是以食用純葡萄糖（pure glucose）100公克後2小時內的血糖增加值為基準（GI值＝100），其他食物則以食用後2小時內血糖增加值與食用純葡萄糖的血糖增加值作比較得到的升糖指數，是顯示食物經腸胃道消化吸收後，其所含的醣分造成血糖上升的速度快慢，這就是所謂的GI值，即 Glycemic Index「升糖（葡萄糖）指數」。其定義是當食物在胃腸中慢慢被吸收，如此一來血中的血糖濃度才不會上升太快，胰島素也不會大量分泌，進而達到控制血糖、減重的目的。

食物的GI值越高，表示血糖上升的速度越快；因此，患者採取低GI值的飲食比較容易維持血糖的穩定，可降低人體胰島素分泌，亦可減少熱量產生及脂肪形成。

一般來說越粗糙、加工過程越少的食物其GI值會越低，相反的，越精緻的食物會越高，而一般GI值超過70就是高升醣指數食物，56～69是中升醣指數，55以下則是低升醣指數。

大部分醫護人員習慣用「低GI飲食」，而不是「低升糖飲食」，雖然兩為同義詞，所謂GI就是Glycemic Index的簡稱。

各類食物的升糖指數分類表

	低升糖指數 (55)	中升糖指數 (56~69)	高升糖指數 (>70)
蛋白質	雞肉、雞蛋、去皮鴨肉、牛肉、豬肉、鮭魚、鮪魚、比目魚、鯛魚、魷魚、章魚、蚌類、蝦、大豆製品、豆腐、百頁製品		
乳製品	低脂或脫脂的起司、無糖優格及無糖奶、燕麥奶、杏仁奶		-54℃
蔬菜類	各式菇類、各種綠色葉菜類、各類生菜、紅椒、青椒、黃椒、白菜、包心菜、豆芽、蘆筍、竹筍、筊白筍、牛蒡、金針、木耳、洋蔥、四季豆、絲瓜、苦瓜、冬瓜、蒟蒻、茄子、黃瓜、蕃茄	新鮮玉米、煮熟的胡蘿蔔、地瓜、芋頭、蓮藕	馬鈴薯、南瓜
碳水化合物	全麥麵包、全麥早餐穀類、蒸熟的糙米	義大利麵、純綠豆冬粉、潤餅皮、蕎麥麵條、麥片、燕麥	貝果、麵包、甜甜圈、蛋糕、白米飯、糯米、紫米、烏龍麵、板條、米粉、麵線、饅頭、包子、水餃、鍋貼、蘿蔔糕
水果	蘋果、芭樂、柳丁、奇異果、葡萄柚、蓮霧、火龍果、桃子、李子、櫻桃、柑橘、檸檬	木瓜、葡萄、芒果、鳳梨、荔枝	西瓜、哈密瓜、水果乾、蜜餞

斷醣優脂生酮飲食者可食、可少量吃及不可吃的食物

○ 完全可食

肉類：任何類型的，包括牛肉、豬肉、羊肉、雞、魚跟貝類

雞蛋：全蛋，包括蛋黃

蔬菜：生長地上的各種白菜、花椰菜、抱子甘藍、蘆筍、茄子、橄欖、菠菜、蘑菇、黃瓜、生菜、酪梨、洋蔥、辣椒、番茄等

乳製品：務必選擇真正的黃油、奶油、酸奶油、酸奶和高脂肪奶酪，而不是氫化反式脂肪製品

堅果、種子：杏仁、核桃、腰果、夏威夷豆，葵瓜子、花生

△ 偶爾少量吃，儘量不吃

根莖類：山藥、胡蘿蔔等，每天一次極少量

水果：可品嚐一小塊，一小口，不可大量吃

酒精：乾酒、威士忌酒、白蘭地酒、伏特加酒和雞尾酒，不加糖，每週一或兩次

黑巧克力：70%以上巧克力，最好是每週只有一、兩次

註：

1.低升糖飲食者，攝食碳水化合物標準可放寬。

2.癌症患者行生酮飲食，攝取碳水化合物的標準須嚴格執行。

✕ 不可吃

糖：任何含有添加糖、軟飲料、糖果、果汁、運動飲料、巧克力、蛋糕、麵包、糕點、奶油、冰淇淋、早餐麥片，避免甜味劑

澱粉和穀物：麵包、麵條、米飯、馬鈴薯、地瓜、炸薯條、薯片、麥片、粥、麥片等

加工油脂：人造黃油、烹調油（絕對不可吃）

甜菜根：碳水化合物含量高

2 -10

素食者如何吃生酮飲食

作者所提倡的生酮素食，並不是目前流行的「高醣低油」素食，而是「常醣常油」素食、蔬食。「低油」飲食概念已經過時落伍了，應該回到常態，也就是「常油」時代，甚至向「低醣高油蔬食」邁進。

生酮蔬食跟傳統蔬食不一樣

　　傳統素食給人的印象就是米飯麵食澱粉及加工食品吃得多；油脂，尤其是Omega-369好油吃得少，傳統素食很難不讓人聯想到「高醣低脂」不健康飲食；在烹調上，大食堂為了方便，也常會使用油炸，高溫油炸食物時，油會劣化變質，一大鍋油炸過一次就丟掉，其實是很浪費的，如果回鍋使用再炸，肯定對健康不好，把炸過的油做菜吃下去更不妥。

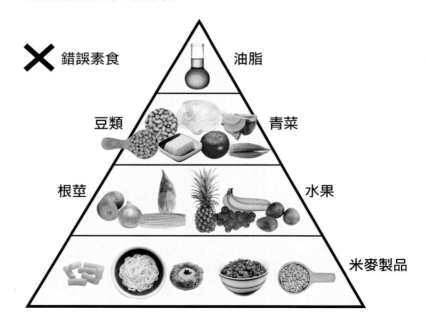

　　作者所強調的生酮蔬食，就是**以綠色蔬菜、菇類、嫩芽、豆芽，這些富含可溶及不可溶膳食纖維的食物為主食，吃到有飽足感**，而油脂，則吃到佔每天總熱量來源的40%以上，澱粉必須節制，只能佔熱量來源的50%以下，至於蛋白質，少量就好，在10%以下，**每天每公斤體重只要吃1公克的蛋白質就夠了**，不過蛋白質必須注意其所含必須氨基酸是否完整。

植物性食物蛋白質含量不比動物性少

　　吃素者會擔心蛋白質缺乏，其實人體所需要的蛋白質並不多。因為蛋白質並不是像碳水化合物及脂肪那樣，用來當燃料的，而是用來當細胞的結構體，就好比房子建築的硬體。

　　多數人都有動物性食品（指肉類、蛋、奶等）的蛋白質含量高於植物性食品（豆類等）的先入為主觀念，事實上並非如此。由下列統計表所列，就可以得知，大部分同等重量的植物性食物之蛋白質含量都不低於動物性食物。

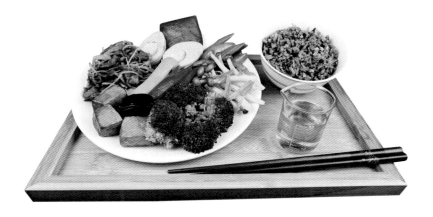

肉食蔬食－蛋白質含量比較

肉類	每百克含量	蔬食	每百克含量
雞蛋	11.0g	黑豆	37.1g
蝦	18.4g	黃豆	36.8g
豬肉 (瘦)	12.3g	豆皮	51.7g
牛肉	16.7g	紫菜	28.4g
牛奶	3.0g	花生	24.7g

每 100 克食物鈣含量 (mg)　　　　資料來源：衛生署食物衛生處

動物與植物性蛋白質含量比較

食品名稱	平均蛋白含量（克）	食品名稱	平均蛋白含量（克）	食品名稱	平均蛋白含量（克）	食品名稱	平均蛋白含量（克）
雞蛋	13	穀物	12	素火腿	13.2	凍豆腐	12.9
魚肉	18	豌豆毛豆	12.6	百頁豆腐	13.4	腰果	18.1
豬肉	19	五香豆乾	19.3	干絲	18.3	米豆	20.8
雞肉	19	豆腐皮	25.3	杏仁	24.4	紅豆	22.4
牛肉	19	花生	25.6	素肉鬆	32.9	開心果	23.5
奶酪	21	黃豆	36.5	豆漿粉	37.4	黑豆	34.6

素食者須多關心必需胺基酸的欠缺與互補

蛋白質是由眾多胺基酸所組成的，其中有九種胺基酸是人體無法自行合成製造的，必須仰賴外來的供應。有關必需、非必需及條件或必需胺基酸列表如下：

人體必需與非必需胺基酸
Nonessential and Essential Amino Acids for Humans

非必需 Nonessential	條件式必需 Conditionally essential*	必需胺基酸 Essential
Alanine 丙氨酸 Asparagine 天冬醯胺 Aspartate 天冬氨酸 Glutamate 穀氨酸 Serine 絲氨酸	Arginine 精氨酸 Cysteine 半胱氨酸 Glutamine 穀氨醯胺 Glycine 甘氨酸 Proline 脯氨酸 Tyrosine 酪氨酸	Histidine 組氨酸 Isoleucine 異亮氨酸 Leucine 白胺酸 Lysine 離胺酸 Methionine 甲硫胺酸 Phenylalanine 苯丙胺酸 Threonine 蘇氨酸 Tryptophan 色氨酸 Valine 纈氨酸

因為豆類甲硫胺酸含量較低，而穀類的離胺酸含量較低。一餐的食物中，只要有同時吃到穀類及豆類，就不必擔心必需胺基酸不足。

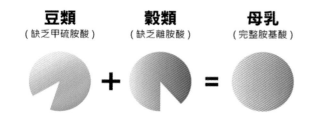

豆類 （缺乏甲硫胺酸） ＋ 穀類 （缺乏離胺酸） ＝ 母乳 （完整胺基酸）

2-11

生酮飲食有副作用嗎？

作者本身執行嚴格斷醣生酮飲食，也收集了數千位以斷醣生酮飲食來作為主要飲食療法的第一手臨床經驗，再加上所參考的生酮飲食科學文獻來判斷，我認為只要按照本書所指示的生酮飲食SOP，非重症患者的低醣生酮飲食安全性是完全不必擔心的。

在人類醫學史上，生酮飲食曾經被研究的十分透徹，且曾運用過數十年之久，只可惜其功用被藥物取代。

作者本身執行嚴格斷醣生酮飲食，也收集了數千位以斷醣生酮飲食來作為主要飲食療法的第一手臨床經驗，再加上所參考的生酮飲食科學文獻來判斷，我認為只要按照本書所指示的生酮飲食SOP，非重症患者的安全性是不必擔心的。執行油脂攝取量只佔每日總熱量40%的常醣常油生酮飲食者，那就更不必擔心了，因為那是每個人如果想活得健康，都必須遵照的飲食方式，那會有什麼副作用呢？不做「常醣常油」生酮飲食，反而才有易生病的副作用，連斷醣生酮安全性都很高，只是降低碳水化合物澱粉攝的低醣生酮飲食，那就可以放一百個心了。

最常被誤認為是生酮飲食副作用的，其實只是人由於平時油脂攝取太少，一旦增加油脂攝取後所感受到的暫時不適而已。

除了正在吃降血糖藥物或正在打胰島素的患者，在調整過程中必須逐漸同步調降血糖藥物或胰島素劑量，不宜自行立即停藥之外，正常人做任何型態的生酮飲食不必顧慮太多。

1.身心靈油脂厭食症

　　大部分人在潛意識中，都把油脂當成壞東西，避之唯恐不及，一想到喝油這件事（還沒有真的喝），就噁心想吐，作者稱之為心理性的油厭食症。

　　見過許多自認為「很養生」，平時滴油不沾，自詡吃得「很清淡」或長期不吃油的人士，只要吃了5c.c.的可見油，就立馬嘔吐、腹瀉、噁心、腹脹，但這並不是副作用，而是他本人的腸胃道不習慣「可見油」，誤認為油是壞東西，於是起了反抗反彈，想要把它吐掉或拉掉。

　　像這種對可見油脂有激烈反應者，唯一的破解之道，就是逐漸增加劑量，或是混在食物裡一起吃。作者本人初期也曾感覺到噁心，還必須用咖啡、豆腐乳或泡菜來消除油膩感，幾個月後才適應習慣。

2.葡萄糖戒斷症候群

a.戒煙、戒油、戒毒都會有令人難以忍受的痛苦，身體習慣了高醣低油飲食的人也一樣，有些人減醣或斷醣後，會產生非常多難以忍受的苦痛，例如類似感冒症狀、餓得發昏、暈眩、嘔吐、四肢無力、劇烈頭痛、憂鬱、發脾氣、盜汗，其實那些症狀只是像戒煙酒及毒品後的脫癮症候群而已，並不是副作用，停食葡萄糖後產生的戒斷症候群，會隨著時間過去而減緩，通常會在一個月內消失。

b.對於生酮飲食不曾深入探討的人，尤其是某些醫護健康專業人員，就一口咬定那些脫糖症候群症狀都是生酮飲食的副作用，實在令人遺憾。

c.完全不吃碳水化合物，對90%的人來說，真的很難做到，因此並沒有特別要求每一位患者都要做「斷醣」生酮飲食，只要能做到低醣（10～40%）或常醣（50%）就很不錯了。

d.葡萄糖戒斷症候群之所以發生的原因，是因為該個體的肝臟之前很少執行把脂肪轉化成酮體（BHB、AcAc）的工作，一時之間，各種轉換酶的反應還不是很好，產生酮體的生化反應無法及時到位，如果這時能吃下BHB酮體晶粉，先提供細胞作為燃料，則各種葡萄糖戒斷症候群的症狀就會降到最低。BHB酮體結晶粉末只可臨時急用，雖然沒有什麼副作用，但是長期依賴外來（exogenous）酮體健康食品，總比不上自己體內產生的好，可惜台灣地區也買不到此商品。

e.尿量增加是正常反應，只要多喝水，不要等到口渴到不行才喝水，如果腎功能良好，成人每天喝2000～3000c.c.的水亦無妨。尿量增加是好事，但尿多又不喝水，結石風險當然會提高。

f.尿量增加之後，電解質的排泄也會增加，因此食物可吃鹹一些；另外，補充一些鎂鈣離子滴劑或多種微量元素是必要的。不然有些人會產生肌肉抽筋。

3.做些讓自己心安的事吧！

a.測血糖：餐前血糖不可高過100mg/dl，空腹不低於70mg/dl。實施斷醣生酮飲食者，血糖可能較低，如果不低於50mg/dl，且無不適症狀，則可放心。

b.檢測血酮：在水分充足的情況下，良性血酮化是指血酮值不高過5mmol/L。

c.血氧濃度：指尖血氧濃度計，深呼吸時可達SpO_2 99%，一般呼吸時SpO_2 96%以上為正常。

d.測量血壓：收縮壓不高於130mmHg，舒張壓不高於85mmHg。

e.測量體重、體脂肪、內臟脂肪，做成連續性記錄。

f.生化檢測：開始做限斷醣生酮飲食前，做血液生化檢測數據存檔，以後每三個月做一次，項目如下：總膽固醇（Total cholesterol）、高密度酯蛋白膽固醇（HDL-C）、低密度脂蛋白膽固醇（LDL-C）、餐前血糖（Ac Sugar）、糖化血色素（Hb A1c）、尿素氮（BUN）、肌酸酐（creatinine）、腎小球過濾率（GFR）。

2-12

生酮飲食會引發酮酸中毒嗎？

有人常質疑「生酮飲食會引發酮酸中毒嗎？」　血酮在1～3mmol/L之間稱之為營養性血酮化或良性血酮化，與酮酸中毒是完全風馬牛不相及的，血酮增加不表示就會酮酸中毒。

　　在執行斷醣生酮飲食的小組中，成員見到自己的血酮或尿酮升高就會覺得很高興，因為那表示成功了，可是同樣的一份檢測報告，如果落在現行主流醫學人員手裡，他們的直接反應就是：「有問題」。目前各大醫學中心的「主流」醫護人員基本上是聞「酮」色變的，那是因為傳統觀念血液中或尿液中如果出現過高的酮體，就表示這人可能很久沒吃東西，餓過頭了才會去燃燒脂肪（脂肪變成酮才能燃燒），不然就是有發生酮酸中毒的危險。

血酮增加不表示就會酮酸中毒

　　血酮在1～3mmol/L之間稱之為營養性血酮化或良性血酮化，與酮酸中毒是完全風馬牛不相及的。

　　撇開教科書的長篇大論不說，回想自己在加護病房及急診曾醫治過的酮酸中毒患者，絕大部分都是原本就罹患第一型糖尿病而擅自停打胰島素的，也有一些人本來就知道自己有第一型糖尿病但放任不管。據說酒精中毒患者得到酮酸中毒的機率也較高。**診斷酮酸中毒，除了血酮高達10mmo/L之外，血液pH＜7.3或更低也是條件之一，一般正常人得到酮酸中毒的可能性真的不大。**

　　自1901年至1980年，學術界對於生酮飲食已有完整的研究及學術論文發表，如果有人跟您說，正常人做生酮飲食也會導致酮酸中毒的時候，不論他的身分是否為醫學「專業」人員，請保持沈默微笑就好，總有一天他會為了自己的錯誤無知而懊惱。

進食及身體狀況	血液中的酮體量
用餐後 After（a meal）	0.1mmol／L，良性血酮化，營養性血酮化
飢餓一整天（over night Fast）	0.3mmol／L，良性血酮化，營養性血酮化
採用生酮飲食（Ketogenic Diet）	1~3mmol／L，良性血酮化，生酮飲食性血酮化
長期飢餓（Starration）	3~8mmol／非良性血酮化，病態性血酮化
飢餓超過20天（＞20days fasting）	10 mmol／L，非良性血酮化，病態性血酮化
血液酮酸中毒（Ketoacidosis）	>10 mmol／L，且動脈血pH<7.3，為血液酮酸中毒

血液中酮體濃度之意義

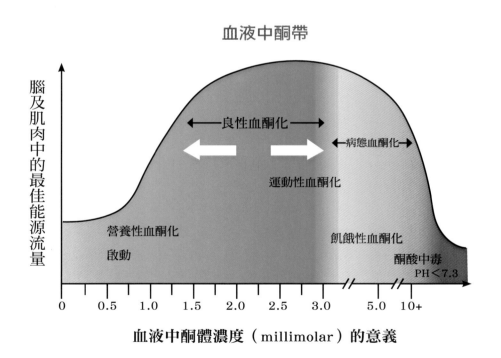

血液中酮帶

血液中酮體濃度（millimolar）的意義

　　糖尿病的兩種常見急性高血糖併發症為：①酮酸中毒（Diabetus Ketoacidosis, DKA）；②高血糖高滲透壓非酮體性昏迷（Hyperglycemic Hyperosmolar Nonketotic Coma state, HHNK）。

糖尿病酮酸血症與高血糖高滲透壓非酮體性昏迷之比較

	DKA 糖尿病酮酸血症	HHNK 高血糖高滲透壓非酮體性昏迷
病因	胰島素之極度缺欠	胰島素缺欠
病理機轉	無法抑制脂肪酸之分解	足敷抑制脂肪酸之分解
誘因	停藥、併發症	血糖控制不良、併發症
臨床表現	噁心嘔吐、意識障礙、脫水、呼吸深而大	意識障礙昏迷、感覺低下、脫水，併發症症狀
診斷參考條件	血糖 BS250~350mg/dl 血酸鹼度 pH<7.3 碳酸氫離子 HCO$_3$-<15MEq/L 血清酮體 Ketone+++ 血尿素氮 BUN ↑ 血滲透壓 脫水 +	血糖 BS>600mg/dl 血酸鹼度 pH>7.3 碳酸氫離子 HCO$_3$-<20MEq/L 血清酮體 1：2(一) 血尿素氮 BUN ↑↑ 血滲透壓 >330mOsm/kg [正常 285~295] 脫水 +++
治療	輸液／胰島素，鉀補充，碳酸氫補充，併發症	輸液／胰島素，併發症
死亡率	較低 (7%)	較高 (20%)
致死原因	敗血性休克、呼吸窘迫症、腦水腫	敗血性休克、尿素症、腦血管意外

正在注射胰島素患者應謹慎防意外

　　長期打胰島素患者千萬不可輕易自行做斷醣生酮飲食。原因如下：

1. 擅自停打胰島素，易產生酮酸中毒。
2. 做斷醣生酮飲食之患者，如果胰島素之注意劑量未做逐步調降低時，也就是停吃碳水化合物之後，但胰島素仍注射原劑量。極易發生低血糖休克。

2-13

低／斷醣生酮飲食是否會引發低血糖休克嗎？

一個已經長期進入生酮狀態者，其血糖值就有可能偏低，維持在55～75mg之間，因為這時葡萄糖已經不是他的主要燃料來源，而是已經改成酮體作為燃料。

正常最高血糖值

　　葡萄糖乃是人體絕對不能沒有的物質，醫學界一致同意，空腹血糖為每100c.c.血液中的葡萄糖含量在100mg以下為最高正常值，記錄成100mg/dL。

　　如果高過此標準，就視為不正常，醫師就有可能會幫您做飯後2小時血糖值，葡萄糖耐受性試驗（Glucose Tolerance Test, GTT）或是檢測糖化血色素（HbA1c），糖化血色素的上限是6%，若高過6%就會被認為有糖尿病。

低血糖（Hypoglycemia）

　　醫學上把血糖值低於70mg/dl定義為低血糖（Hypoglycemia）。血糖值在70mg/dl以下（症狀可能50mg/dl以下才會出現），或是血糖由高值急速下降，如由300降到100，雖然血糖值仍高，也可能產生低血糖症狀。以下乃是血糖值分別為60mg/dl，50、40、30、20的時候引起的症狀。

低血糖休克分期及症狀

血糖值	分期	症狀	處理方法
60	副交感神經期	可能有飢餓感、噁心、哈欠	若有臨床症狀發生，則給單醣類 80 克
50	腦機能減退期	沒力氣、哈欠、倦怠感、計算能力減退、談話停頓、cortisol 開始分泌	則單醣類 80 克＋多醣類 80 克
40	交感神經期	意識喪失、行動異常	單醣類 80 克＋多醣類 80 克
30	昏睡前期	抽筋、昏睡	20~50% 葡萄糖 20m 靜脈注射
20	昏睡期		20~50% 葡萄糖靜脈注射 (0.5~1g 葡萄糖 /kg 體重) 或 Glucagon 0.5~1mg 肌肉注射

引發低血糖的可能原因

1.突然增加運動量，又沒預先食用點心。

2.延誤或遺漏餐食，或未吃完應攝取的份量。

3.胰島素劑量錯誤。

4.胰島素處方不當。

5.胰島素或口服血糖藥和進食時間未配合。

如何避免低血糖之發生

1.自主性、階段性降低碳水化合物澱粉的攝取，應該不致於發生低血糖。

2.正常人立即停掉所有碳水化合物，也就是斷醣後發生低血糖的可能性不是沒有，但機率並不高，不過葡萄糖戒斷症候群所引發的不適，其實很難跟低血糖症狀作鑑別診斷。最可靠的方法，還是自行做指尖血糖檢測，才有科學依據。

3.如果是參加三天或七天的清水斷食營，就必須有具備醫學或護理專業者駐點協助。

已經進入成功斷醣生酮狀態者，反而不易發生低血糖

一個已經長期進入生酮狀態者，其血糖值就有可能偏低，維持在55～75mg之間，因為這時葡萄糖已經不是他的主要燃料來源，而是已經改成酮體做為燃料，但是人體某些重要細胞組織，仍然必須依靠葡萄糖才能運作。

人如果完全不吃碳水化合物，體內哪來的葡萄糖呢？其實人體的葡萄糖、蛋白質之間是可以互相轉換的。

徹底斷醣者，葡萄糖可以來自蛋白質轉換。人所吃下的蛋白質，其中將近50%會轉變成葡萄糖，因此，斷醣生酮飲食者，蛋白質的適量補充還是必要的，不然就會消耗小部分的肌肉來轉換成葡萄糖供人體使用。

因此只要是身體沒有嚴重疾病的健康人，就算清水斷食（完全不吃任何食物，只喝水）一個月，血液中的葡萄糖濃度還是可以維持在55～75mg之間，人若長期挨餓，對整體生理來說，是一種壓力（Stress），應付這種壓力會動用到一些蛋白質，但人體不會先動用到主要器官上的蛋白質，而是先動用骨骼肌（橫紋肌），而不是其他內臟肌肉（平滑肌）上的蛋白質。

清水斷食也不易發生低血糖

以只喝水，不吃任何食物的清水斷食者的生理變化為例子，剛開始挨餓時，身體每天會從肌肉中提取75公克的蛋白質，把它轉變成葡萄糖，供應向來都依賴使用葡萄糖作為燃料的腦脊髓中樞神經、周邊神經及紅血球使用。

雖然剛開始挨餓時，人體會每天損失75公克的蛋白質，把它轉換成葡萄糖來供神經系統及紅血球使用，但蛋白質若長久這樣每天75公克消耗下來並不是辦法，由蛋白質所構成的器官很快就會因為蛋白質極速流失而衰竭掉。因此，人體的DNA中的能源自動調控系

統會自我調整，讓神經系統由絕對依賴葡萄糖，慢慢調整成可以使用酮體作為燃料，把每天消耗掉75公克蛋白質的量逐漸降低，到清水斷食10天後，蛋白質消耗量降到每天只消耗20公克蛋白質。

20公克蛋白質可提供80大卡的熱量（20公克×4大卡＝80大卡），只佔每天總熱量的5%以下（80÷1800×100%＝4.4%），跟剛開始挨餓時，每日消耗16.8%（75公克×4＝300大卡，300大卡÷1800大卡×100%＝16.7%）相比，對蛋白質的依賴降低了12.3%（16.7%－4.4%＝12.3%）。

一個長期挨餓的人，他每天到底消耗掉多少的自體蛋白質，由他尿液中的尿素氮（urea nitrogen）排泄出量就可以推算出來。

蛋白質吃過多，血糖也會過高

設計出Atkin Diet的阿金博士，他並不吃碳水化合物，只吃肉，但他死時，體重還達到117公斤，同時也有糖尿病，人都已經不吃碳水化合物，怎麼還是會得到糖尿病呢？這就是因為人所吃下去的蛋白質，有一半會變成葡萄糖，因此人在選擇食物時，每公斤體重只能吃到0.7公克蛋白質，不可超過 1 公克（0.7 g/kg 1day～1 g/kg 1day）。

蛋白質吃過多，斷醣生酮飲食會破功

有一次，有一位患者來門診諮詢，他的問題是無法理解為什麼他雖然吃斷醣生酮飲食，但血液中的酮體卻一直上不來，只有在0.2mmol/L左右，作者花不到30秒鐘就給了他答案，因為他肉吃太多，蛋白質有50%都變成葡萄糖，表示他仍是在燃燒葡萄糖啊！並沒有在燃燒脂肪，當然不會出現酮體啦！後來他發現停掉肉食三天後，血酮就上升到2mmol/L。

2 -14

尿酮及血酮檢測的可靠性？

固定每天早上醒來，尚未喝水之前做檢測，就可以較有意義的做比較，當作個人血酮濃度的參考。

以澱粉為主食者，血酮低

人體細胞有優先利用葡萄糖作為燃料的特性，一個每日準時吃三餐，並且以碳水化合物澱粉為主食者，較少有機會利用脂肪作為燃料，因此血酮濃度較低，通常都在0.1mmol/L以下。

飢餓一整天之後，血液中的50公克葡萄糖用完之後，內分泌系統就啟動把肝臟及肌肉中庫存的約450公克醣元（Glycogen）搬出來轉換成葡萄糖使用，等到醣元也用完了，就只好開始燃燒脂肪。

燃燒脂肪的第一個步驟就是要請肝臟先把大分子的脂肪，轉變成小分子的酮體，因此，檢測血酮，就會發現比每天飽食碳水化合物時稍微上升，可以達到0.3mmol/L左右，至於長期採用生酮飲食者，可以長期把血酮維持在1～3mmol/L之間。

影響血酮的因素太多

乍看之下，似乎只要以類似檢測血糖的裝置，來檢測血酮就可以有效監測一個人是否有進入生酮狀態，也就是良性血酮化或營養性血酮化。

事實上卻不然，不論是食物內容、有無運動、睡眠狀態、有無大量流汗、有無喝水、有無脫水、腹瀉都會影響到血酮值，讓人想要依賴血酮值來判定是否有達到生酮狀態的希望落空。

案例一　喝水少時，血酮超高

　　有一位甲狀腺癌患者，自行做生酮飲食三天後，來門診做血酮檢測，指尖血酮值也是呈現 "High"，她萬分緊張，以為自己怎麼了？我們發現她一整天還喝不到500c.c.的水，覺得口很渴，請她喝下1500c.c.的水再做檢測，血酮值就降到0.7mmol/L。由此可見採樣時的脫水時狀態對於檢測結果的影響有多大，就有如杯水中加了鹽巴，水被蒸發後，鹹度當然就升高。

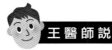

王醫師說

為了使血酮值檢測的可靠性更高，我們建議應統一採樣時間條件標準，就是受患者必須早餐不吃，檢測血酮前兩個小時先喝1000c.c.的水，同時檢測值只能作為個人血酮值的參考，而無法跟其他人比較。

> ### 案例二　嚴重脫水（尿崩症）者，血酮超高
>
> 　　有一位母親帶她21歲的兒子來診所，接受生酮飲食指導，先採指尖血以隨身型血酮計檢測血酮濃度，發現竟然呈現 "High"，高到超出儀器能量測到的範圍；我們採用的血酮計，最高值只能測到8mmol/L。
>
> 　　原來此患者一歲半時就被診斷出有腦室腫瘤，併發水腦症及腦與脊髓神經之轉移，他已經受過數十次手術，但目前還能正常行走進食及生活，他三天前剛接受過腦下垂體光子刀手術，可能使分泌抗利尿荷爾蒙（ADH）的腦下垂體組織受損，導致當天尿液超大量，尿液約排出4000c.c.，臨床上稱之為尿崩症。給他吃了人工合成的抗利尿荷爾蒙，並補充水分後，第二天再檢測其血酮值，已降為0.3mmol/L，前一天過高的血酮值使人虛驚一場。

　　由於每個人在血液採樣前的狀況都有所不同，因此，把血酮值用來在不同個體之間作比較之用，是不可靠的，它並不像採血檢測血紅素濃度來界定人是否有貧血那樣可靠。

　　不過，如果是個人自行在固定狀態之下的檢測比較，還是很有意義的，例如固定每天早上醒來，尚未喝水之前做檢測，就可以較有意義的做比較。

尿液酮體檢測只能參考

　　由肝臟利用脂肪酸所製造出來的酮體進入血液中，必有一部分會經由腎臟進入膀胱尿液中。

　　尿液酮體檢測可購買尿酮試紙，自行DIY檢測及判讀。判讀方法可由廠商所提供的標準色差來作對比。尿液酮體檢測，所受到影響比血酮更大，因此也只能作為參考而已。

糖尿病不必吃藥
會痊癒？

斷醣生酮飲食是最
有效的減肥法！！

Part 3

關鍵報告：

生酮飲食臨床療癒實證

三高有救了！！

斷醣生酮飲食
可治癒睡眠呼吸中止症！！

3-1

救命關鍵 1：百病同源，百病同療

作者為臨床自然醫學醫師，限/斷醣生酮飲食是作者必用的處方之一，但並非是唯一的處方。有很多人一知半解，誤傳只要斷了醣，任何疾病都會自動痊癒，事實上並非如此。

　　基本上，疾病的共同源頭是「細胞內累積了過多的酸與自由基」，而治療各種疾病的共同方法，就是將它們排除，也就是「同療」，所以來接受治療者，「生酮飲食」是必要的飲食指導。

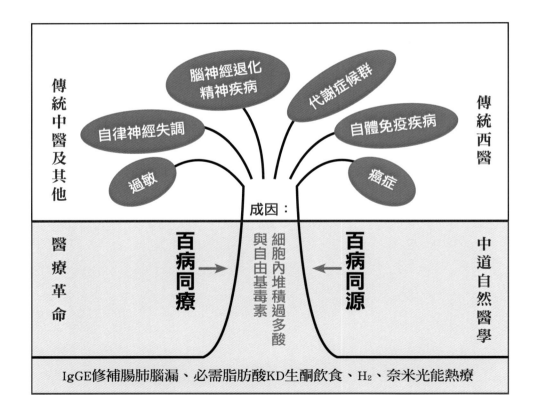

　　被稱為長命飲食的常醣常油生酮飲食，可以讓原本健康的人人不生病，但是如果粒腺體燃燒葡萄糖的機件已故障到疾病出現，那就只好改為使用酮體為燃料，就是做低/斷醣生酮救命飲食了。低/斷醣生酮飲食雖然是粒腺體代謝自癒再生（Mitochondrial Metabolic Therapy, MMT）的主角，但如果沒有動用到一氫氣（Hydrogen,H_2），效果恐怕會是事倍功半。

　　原本就已經積存在細胞內的酸性廢棄物及毒性自由基，則非要靠吸入氫氣（H_2）來排除不可，因為H_2對於細胞內的毒性自由基（羥自由基及硝酸根陰離子）具有高度選擇性地加以還原（供應H_2的電子給自由基，謂之還原），H_2的最大好處之一，是H_2不像其他抗氧化物，把好的活性氧也還原掉。

　　但是如果斷醣生酮救命飲食加氫氣也效果有限時，那恐怕就非把我所提倡的「中道自然醫學」的全套壓箱寶貝（Vit C，H_2，中胚層光療、深層核心光療）全部搬出來使用不可。

粒腺體正常運作

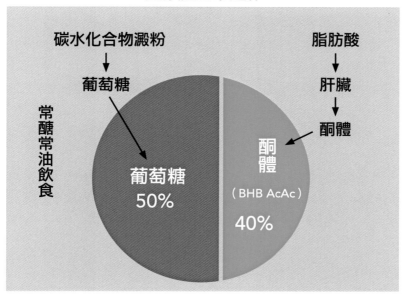

救命關鍵 2：
生酮飲食促進粒腺體代謝自癒再生

人體有60兆個細胞，絕大部分細胞內都有數目不等的粒腺體，粒腺體的作用，就好比汽車的發電機引擎，生酮飲食有助於促進粒腺體代謝自癒再生。

一支針頭上有十億個粒腺體

人體有60兆個細胞，絕大部分細胞內都有數目不等的粒腺體，有些只有數十個，有些則有1～2千個或更多，但是成熟的紅血球卻沒有（或非常少）粒腺體。

大致上，越是新陳代謝活躍的細胞，其粒腺體就越多，例如心臟、腦、肝、腎及肌肉細胞，都有較多的粒腺體。女性的卵母細胞，則擁有數十萬個粒腺體。

粒腺體是細胞內的器官，因為太小了，小到只有用電子顯微鏡才能看得到，而您只能用想像的，想像在一支針頭大小上，存在著超過十億個粒腺體微器官，它雖然小，但是據研究發現，粒腺體也是有重量的，大約佔人體重的10%。

粒腺體的作用，就好比汽車的發電機引擎，有些車子燃燒柴油，有些燃燒汽油，而「人」這部車子的「微引擎」（粒腺體），所需要的燃料是混合性的，就是作者一直強調的黃金比例，計為葡萄糖（相當於柴油）、脂肪（相當於汽油）、蛋白質（相當於煤炭），以上三種燃料混合的比例應為50%（葡萄糖）：40%（脂肪）：10%蛋白質。

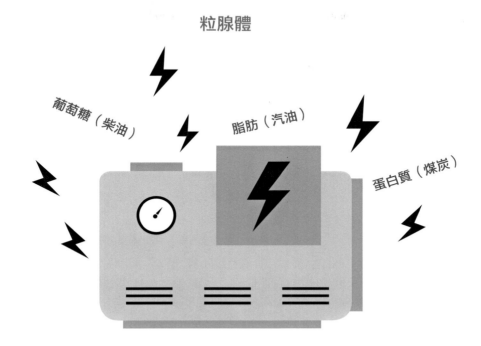

粒腺體

葡萄糖（柴油）　脂肪（汽油）　蛋白質（煤炭）

粒腺體會產生電力－ATP

　　本書中把按照50%：40%：10%比例來吃的飲食，稱之為長命飲食，就是說人這部車子，如果能按照上述比例來加油（吃食物）的話，人可以活120年，就是得享天年才壽終正寢的，但如果因為無知或任性，覺得只要我喜歡，有什麼不可以，亂加燃料導致粒腺體（引擎）損壞，車子引擎損壞了，車子會故障拋錨，人細胞的粒腺體引擎若故障到某個程度，就會表現出疾病。

　　粒腺體會燃燒葡萄糖及脂肪酸（酮體）來產生ATP，ATP也是一種有能量有重量的物質，成人的粒腺體，每天大約製造數磅的ATP，每秒都在生產製造。

　　粒腺體利用介質（葡萄糖、脂肪酸），與空氣中的氧氣（O_2）作用，燃燒就生成了ATP，有三個磷的ATP，釋放出具有高能量

的磷鍵，把電力釋放出去，提供細胞活動所需要的能量。ATP釋放出一個磷後，就變成只有兩個磷的ADP，ADP又再回到粒腺體充電，成為ATP，以上的反應在化學生理上的名稱叫克氏循環（Krebs cycle）及呼吸鏈電子轉移（respiratory chain electron transport）。

跟脂肪酸（酮）相比，一個分子的葡萄糖，在粒腺體中燃燒後，可以產生38個ATP，其ATP產生的效率為6.33ATP/CO_2/H_2O，但是燃燒一個16C的棕櫚酸（脂肪酸）分子，卻可以得到129個ATP，其效率為8.06ATP/CO_2/H_2O，也就是說燃燒脂肪酸（酮）的效率比燃燒葡萄糖好27%。

一個人吃下去的碳水化合物澱粉，會轉化成只有6C的小分子葡萄糖，6個碳（6C）的葡萄糖，會比12個碳（12C）以上的脂肪酸更容易進入細胞作為燃料，在細胞優先燃燒葡萄糖的前提，就沒有機會燃燒脂肪，由於長期燃燒單一燃料（葡萄糖）的結果，粒腺體（引擎）受損，其效率就越來越差。原本粒腺體可以把一個葡萄糖分子（$C_6H_{12}O_6$）燃燒釋放出38個ATP，受損後，燃燒效率就變差，一分子葡萄糖能產生的ATP就越來越少，產生的自由基廢棄物越來越多，最後進入到無氧代謝狀態，也就是說雖然有吸入氧氣（O_2），無奈粒腺體損壞了，無法產生ATP（電力）。

這種無氧代謝發生在什麼器官組織，就會發生那個器官組織的疾病，如果是發生在免疫系統，就是免疫系統的疾病，如果發生在專門殺癌細胞的癌殺手細胞（Natural killer T-Cells, NK-T cells），NK-T cells就失去了殺癌的戰鬥力，放任癌細胞長大。

粒腺體與自由基

粒腺體在燃燒葡萄糖的時候，都會產生出活性氧（reactive oxygen species, ROS），活性氧在濃度低的時候，並不是壞東西，對人體不但沒有傷害，反而有好處，這種活性氧就叫做好的活

性氧，如過氧化氫、一氧化氮、超氧陰離子等。

另外，有些具有活性的氧化物，不論其濃度高低，對細胞都是有毒性的，我們稱之為自由基，如羥自由基、硝酸根陰離子等。

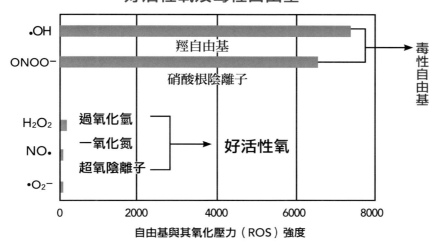

俗話說：「冤有頭，債有主」，又說「空穴不來風，無風不起浪」，疾病的源頭其實都是因為粒腺損壞所造成的，粒腺體之所以損壞，又都是因為上述食物成分比例吃得不對所引起。

自由基是一種分子，它包含具有一個或更多個不成對電子的氧原子，因此非常不穩定，為中和不穩定的電荷，因此它會就近搶粒腺體內膜上細胞的電子，也就是使內膜細胞「氧化生鏽」，這種生鏽反應是一種滾雪球反應，您偷我的，我偷他的電子，留下一條生物電子屠殺後的血痕。

粒腺體內膜就好比是氫汽車燃料電池的內膜，內膜受傷後，就生了漏洞，原本應該透過ATP合成酶（ATP Synthase）進入基質，把ADP充電成ATP的氫質子（proton, H+）就改由內膜的漏洞處滲入基質，這種情況叫「質子漏」（proton leak），就好比逆滲透膜損壞一樣。

斷醣生酮飲食是糖尿病不二解方

台灣糖尿病人口達195萬人，身心均受折磨，作者個人也是糖尿病患者，但我應用斷醣生酮飲食來控制，所以如果你也同病，請務必閱讀此文，給自己一個不再被藥控制的機會。

在糖尿病傳統西醫學分類，糖尿病屬於一種新陳代謝失調疾病，傳統西醫學將糖尿病分為三型：

1. **第一型糖尿病**為嚴重的自體免疫性糖尿病，患者發病時都很年輕，因為分泌胰島素的胰島 β 細胞受到自體免疫系統攻擊而受傷或消失，導致患者體內無法製造胰島素。

2. **第二型糖尿病**患者，胰島的量並沒有減少，有人甚至過高。但是可能由於澱粉食用過量，胰島素不夠用，胰島素（鑰匙）品質不良，插不進鑰匙孔（胰島素接體），或胰島素接受體（鑰匙孔）本身損壞，或者粒腺體中燃燒葡萄糖的零配件受損等等，總之原因包羅萬象。

3. **第三型糖尿病**，近年的研究發現阿茲海默症患者的腦細胞無法代謝葡萄糖，用正子掃描（PET）即可證實腦神經細胞對葡萄糖的攝取利用率偏低，因此就把阿茲海默症稱為第三型糖尿病。

台灣糖尿病人口比率傲視全球

糖尿病是全球流行病，全球糖尿病人口數前三名分別是，中國1億290萬人，印度6450萬人、美國2240萬人，佔該國人口比例分別為7.4%、4.8%、6.9%。鄰國日本有1080萬糖尿病人，比例卻是全球之冠8.5%。台灣糖尿病人口195萬人，比例8.3%，與冠軍日本相當接近。

以斷醣生酮飲食治療糖尿病的個人經驗

作者本人就曾經是糖尿病重症患者，飯前血糖曾高達 500mg/dl（正常 100mg/dl 以下），飯後血糖超過 1000mg/dl，糖化血色素（HbAlc）高達 13.5%（正常<6%），但是胰島素正常。

西醫治療糖尿病不外乎採用低升糖飲食，口服各式降血糖藥物，如果沒效就只好打胰島素。但說也奇怪，本人該吃的藥沒少吃，也試過胰島素，但經多年血糖就是降不下來，真搞不清楚自己到底是屬於哪一型，最後還是利用嚴格斷醣生酮飲食，才沒有進一步惡化。

但平日裡還是必須非常謹慎小心，如果嘴饞吃了半粒橘子或幾口麵包，或蛋白質吃多了，血糖立即飆升到 300-400mg/dl，也就是說，粒腺體中用來燃燒葡萄糖的引擎配件如果已經完全損毀了，就算做斷醣生酮飲食，也是只能控制住局面而已，而無法達到痊癒的目標，只不要發生或延緩併發症就屬萬幸。

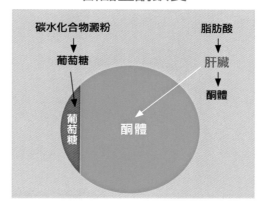

斷醣生酮飲食

「不吃糖就沒有糖尿病」是作者的口頭禪

大部分患者，對於不要再吃米飯、麵食、水果、地瓜、馬鈴薯、蛋糕、餅乾、甜食的建議，都覺得難以做到，但也有些人是義無反顧，說到就做到的，這些人大部分都是面臨瞎眼、截肢、瀕臨洗腎的危機，大概就是已經到了「不到黃河心不死，不見棺材不流淚」的生死關頭吧。

我給糖尿病患者的建議

1. 通常是在立即徹底做斷醣飲食的同時，口服降血糖藥物也同時停止服用，然後再按時檢測血糖或尿糖；斷醣後血糖仍偏高者，再追加服用降血糖藥物。
2. 詳細告知低血糖的症狀，以及發生時的緊急應變措施。
3. 斷醣後，油脂（星星果油）的攝取量要達標，如果體重一直降低，則必須增加油脂攝取的量。
4. 初期應以尿酮試紙或血酮檢測儀做監測，一直到情況穩定為止。
5. 一個長期依賴燃燒葡萄糖做為燃料者，一旦斷了醣，肝臟的酶不一定能馬上活躍起來，把脂肪轉換成酮來供細胞使用，因而產生「葡萄糖戒斷症候群」的不適症狀，如果症狀嚴重至身體無法承受，可吃少量甜點來緩解不適，也可考慮服用外源性酮晶粉，吃了酮晶粉（食品工廠製造），血液及尿液中的酮體會馬上上升，不適症狀可以得到緩解。

第一型以外糖尿病的自然療法

除了缺乏胰島素的第一型糖尿病，其他各種型態的糖尿病都可以運用斷醣生酮飲食來取代藥物治療。

作者治療過的糖尿病患者，超過 200 位，通常會告訴患者一個概念：一部車如果有兩套引擎，一套燃燒柴油（葡萄糖），另一套燃燒汽油（脂肪→酮體），您這部車，燒柴油的引擎故障到無法修復了，那您就不要再逞強，非加柴油不可，只好認命的改加汽油吧。

這種淺白的說法，大部分的人一聽就懂。懂雖懂，有沒有意志力辦到做斷醣生酮飲食，那又是另外一回事。

給第一型糖尿病患者的建議

有許多第一型糖尿病患者，胰島素打久了，產生胰島素阻抗的現象，以致必須持續增加胰島素注射的劑量，或是更換不同的廠牌胰島素藥物針劑。

曾有一患者即使增加到起始胰島素劑量的 5 倍，血糖仍高達500mg/dl者，只要不再吃碳水化合物、澱粉，胰島素就可以開始看血糖情況減量，如果斷了醣而又沒有把胰島素減量的話，發生低血糖休克的機率就會很大。

作者不建議血液中胰島素濃度極低的第一型糖尿病患者，完全停打胰島素，因為完全不打胰島素的話，發生酮酸中毒（DKA）的機率非常高。

給打胰島素的非第一型糖尿病患者的建議

有很多第二型糖尿病患者，治療到各種口服藥物無法起作用的時候，不論其血液中的胰島素濃度高低，主診醫師都有可能建議他改為打胰島素。

也有些國家的醫師，則跳過低糖食療及口服降血糖藥物的步驟，只要發現血糖過高，就以「讓胰島細胞休息」之名，直接給血糖高者打胰島素，在我看來，簡直是匪夷所思的處置。

這一類患者，採用斷醣生酮飲食之後，也可逐漸小心把胰島素減量，但初期持續的血糖、尿糖、尿酮、血酮監測必不可少，應審慎為之。

最新研究把糖尿病分為五類

　　根據2018年2月初媒體所刊載的最新消息指出，瑞典與芬蘭科學家針對近一萬五千名糖尿病患者進行研究，結果發現糖尿病其實是五種疾病，而未來每種可能各有特定的療法。該研究主持人、瑞典隆德大學內分泌學家格魯普（Leif Groop）說：「這是邁向糖尿病精準醫學與個人化治療的第一步」，並補充，新分類法堪稱是糖尿病診斷的「典範轉移」。

　　糖尿病患者的血糖異常高，發生心臟病、中風、失明、腎衰竭，甚至截肢的風險也增加。根據國際糖尿病聯盟統計，目前全球約有 4.2 億人罹患糖尿病，預料 2045 年時，該數字將攀升到近 6.3 億人。

　　通常糖尿病分成兩型：第一型是免疫系統疾病，患者體內的胰島素工廠（β 細胞）遭攻擊，導致沒有足夠的胰島素來控制血糖濃度。該型患者約佔 10%，他們一般在兒童時期確診。第二型則與不健康的生活形態相關，由於體脂影響胰島素的運作，因此患者通常非常肥胖。

　　瑞典隆德大學糖尿病中心以及芬蘭分子醫學院針對 1477 名年齡在 18 至 97 歲的糖尿病患者，分析他們的胰島素阻抗性、胰島素分泌率、血糖濃度以及最初發病時期等要項，結果區分出五種不同類型。該研究發表於期刊「刺胳針糖尿病與內分泌學」上。

　　第一類為嚴重的自體免疫性糖尿病，該類與傳統的第一型糖尿病大致相同，患者發病時都很年輕，表面上健康，而該免疫疾病導致患者體內無法製造胰島素。第二類為嚴重的胰島素不足糖尿病，患者相對年輕，體重正常，胰島素的產生有問題，但原因不在免疫系統。第三類為嚴重的胰島素阻抗糖尿病，患者通常肥胖，身體雖製造胰島素，卻無法對其反應，格普魯說：「這類病患從新診斷法受益最大，因為目前對他們的療法最不正確。」

　　第四、五類皆為輕型糖尿病，前者與肥胖有關，主要發生在極度肥胖者上，不過其新陳代謝遠較第三類患者更接近正常。第五類與年紀有關，他們發病時，年紀較其他類組患者年長，病情也較輕。

　　格魯普表示，理想的狀況是將該分類應用在診斷上，並追求更適當的療法，他舉例說，第二型患者由於並非自體免疫性問題，目前可能被歸類為第二型糖尿病，然而研究顯示，他們是因 β 細胞的不足而非肥胖罹病，因此他們的療法可能較接近當前的第一型糖尿病患者。此外，研究也發現，第二類患者的失明風險較高，第三類腎衰竭的機率最大，因此提高篩檢或許裨益部分類型的患者。研究人員計畫在中國與印度進行類似研究。

　　作者發現以上的研究並沒有把腦神經細胞的糖尿病，也就是阿茲海默症列入（俗稱第三型糖尿病），否則預測的糖尿病患者人數恐不止於此。

3-4

第三型糖尿病－
阿茲海默症及尿毒症的預防治療

阿茲海默症比癌症更可怕的疾病嗎？我並不認為，根據臨床經驗，生酮飲食是可以改善阿茲海默症的。

根據聯合晚報2018年3月11日報導，台灣目前有26萬失智症人口，到了2031年就將達到47萬人，屆時平均每100人就有2人以上失智。

看起來，上述的統計應該是健保局登記在案的中重度失智症吧！作者認為，如果把初期阿茲海默症也算進去的話，人數恐怕會增加好幾倍。

根據美國阿茲海默症協會所發佈的消息稱，此症佔美國死亡原因第六位，同時指出這是一種比癌症還可怕的疾病，因為它原因不明，沒有藥物可以治療，無法痊癒，更無法預防惡化。

作者對於上述論述並無法苟同，根據臨床經驗，初期阿茲海默症幾乎都可治癒，就算中初，也可以預防惡化，至於已吞嚥困難、失去行動能力、長期臥床，神經細胞已死亡的晚期阿茲海默患者，也只能順其自然了。

有關阿茲海默症的治療，與其他神經精神疾病的治療，幾乎沒有什麼不同。

阿茲海默症的分期及症狀

阿茲海默症乃是一種退化性腦神經疾病，典型的阿茲海默症是指主管記憶認知的腦神經細胞退化，但也有很多是混合型，例如主管運動之腦神經細胞病變引起的巴金森氏症患者，有些也會併發阿茲海默症。

阿茲海默症可分為早中晚期，略述如下：

早期阿茲海默症

◆難於想起近期的事情和談話

◆失去理財能力

◆做飯和購物變得越來越困難

◆容易遺失物品

◆難於記住月份或星期

◆置身於社交環境之外，冷漠應對

◆判斷力差，難於做出明智的決定

◆在熟悉的環境中也可能迷失方向

中期阿茲海默症

◆出現行為困難

◆神志恍惚

◆夜貓子（即晚上不知疲倦、興奮異常）

◆幻覺

◆失禁

◆性行為異常

◆失去協調能力

◆懼怕洗澡

◆反覆提問或口中總是念念有詞

◆易怒、多疑、反應過度和偏執狂（例如認為家人偷錢，或者配偶有不忠行為）

◆進食困難

◆聚集儲藏物品

◆暴力行為

◆喪失閱讀、寫作和計算能力

◆有時會無法辨認家人和朋友

◆需要每週7天，每天 24 小時的不間斷監護
◆從需要別人協助選擇衣服和提醒自己更換衣服，發展到需要別人幫助穿衣服
◆從需要別人提醒照料自己，到需要有人幫助洗澡、服藥、刷牙、上衛生間等等
◆語言表達和理解能力更加困難（例如空間問題－無法擺放好桌子）

晚期阿茲海默症
◆不能溝通
◆不能照料自己
◆喪失微笑能力
◆吞咽可能困難
◆體重下降
◆可能表現出需要吮吸物品
◆不能辨認人、地點和物體
◆喪失行走能力
◆肌肉可能萎縮
◆可能發生癲癇
◆大部份時間在睡眠
◆失禁

第三型糖尿病：阿茲海默症的治療

　　阿茲海默症也被稱為第三型糖尿病（type 3 Diabetes），也就是專屬好發於腦神經細胞的糖尿病。換個角度來說，就算有再多葡萄糖，腦細胞也無法利用葡萄糖來產生ATP能量了。有第二或第一型糖尿病者，發生阿茲海默症的機率比正常人高。

　　典型的阿茲海默症患者的腦部正子掃描（PET）圖像顯示其無法利用葡萄糖，故與正常人相比，呈暗黑一片。阿茲海默症患者腦細胞大多呈現萎縮、空洞化，這是由於腦神經細胞逐漸死亡，病理切片檢查，發現阿茲海默症患者腦組織有類澱粉蛋白（β-amyloid protein）堆積。

　　既然阿茲海默症係第三型糖尿病，那麼治療原則跟治療第二型糖尿病就都是一樣的，跟治療所有精神神經疾病也沒有兩樣。

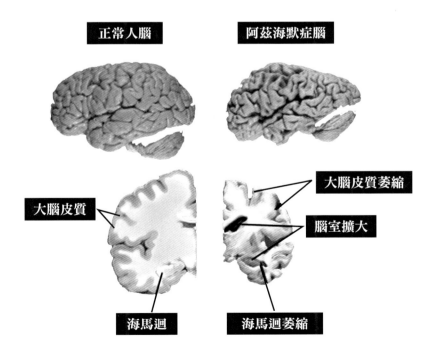

阿茲海默症不分年齡，提早預防為正道

　　大部分人都誤解，以為阿茲海默症是老人的疾病，其實三、四十歲就罹患阿茲海默症的人也非常多，只是都被誤診成精神病而被當成精神病來治療，以致於錯失治療契機。

　　阿茲海默症（失智症）是完全可以預防的，只要執行「常醣常油」生酮飲食，阿茲海默症發生的可能性就非常低。

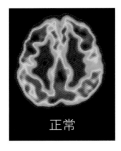

正常

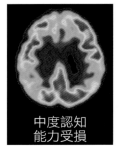

中度認知
能力受損

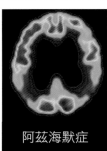

阿茲海默症

1. 平時好油要吃到夠，至少佔熱量的40%以上
2. 碳水化合物、澱粉不要超過熱量的50%。
3. 蛋白質不可超過熱量來源的10%，每天每公斤的蛋白質不可超過1公克（1gm/kg/day）。
4. 絕不可喝含果糖飲料。
5. 含蔗糖飲料也要避免。
6. CO_2不能過高，把環境CO_2濃度保持在1000ppm以下，例如屋子臥室要開窗或冷氣開送風，開車要換氣，辦公室要檢測CO_2含量。
7. 如果尿液排不出酸及自由基，則吸入氫氣強制排出。

敬請記住：
1. 初期阿茲海默症治療可逆，可痊癒。
2. 中期阿茲海默症可防止惡化。
3. 晚期阿茲海默症只好順其自然。

　　比較令人擔憂的是大多數人覺得記憶力變差、忘東忘西是老化的正常現象，那真是大錯特錯，記憶力變差就已經是初期阿茲海默症了，只要做非侵入性3D立體腦波就可以確診。等到發生性格改變，疑神疑鬼，變了一個人似的，那就已經是中期阿茲海默症了。

案例一　阿茲海默症

基本資料：曾××，61歲，男　　初診日期：2014年6月22日
診斷：晚期阿茲海默症

病史：此61歲男性主訴長期失眠，近年記憶力急速衰退，短期記憶喪失，十分鐘前的事會忘光，自行外出就認不得回家的路，但行動、進食都正常。

治療經過及結果：他的3D腦波呈現一片黑暗，就像黑夜的天空，只有幾顆小星星，茲將一位19歲年輕人的正常腦波與其相比，反差極大。

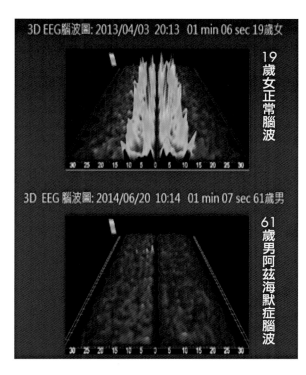

他去保健館體驗了氫氣，又做高壓氧，3D EGG都沒什麼變化，治療十二天後的3D EEG也沒有進展，沒什麼進步。

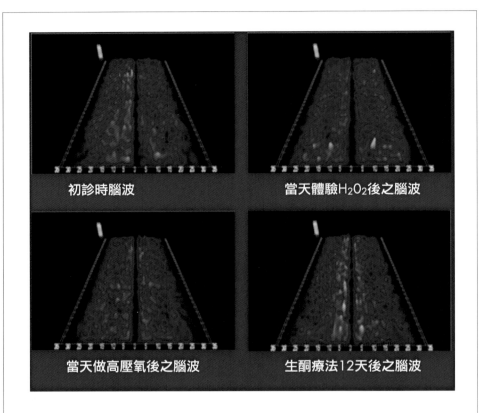

初診時腦波

當天體驗H_2O_2後之腦波

當天做高壓氧後之腦波

生酮療法12天後之腦波

　　那是因為他的腦神經細胞凋亡過半，腦已萎縮空洞化，就有如電腦的記憶體都壞掉了，無法再修理，自然療法也只能做到不惡化到吞嚥困難、大小便失禁，癱瘓在床上需人把屎尿餵食擦澡，度過剩餘歲月而已，因此治療要趁早。

案例二　阿茲海默症及尿毒症

基本資料：陳××，男，73歲　　初診日期：2016/10/18

診斷：1.恐慌、憂鬱、失眠，　2.早期阿茲海默症

　　　　3.糖尿病史16年，4.腎功能不良、尿毒症

病史：他是一個自認為非常注重養生的人，不但長年吃素，還滴油不沾，買來的菜都必須用水洗過才肯吃下去，與他同住的妹妹，覺得近年哥哥個性變得不可理喻，時而傷心，時而害怕，晚上也都不睡覺，他罹患糖尿病已十六年，腎功能又一直不好，醫師說，再這樣惡化下去，有可能需要洗腎。

治療經過及結果：他初診時極度不安，檢查驗血都不願意配合，3D腦波又很低，就是典型的阿茲海默症，治療的自然醫學處方內容就是斷醣高油生酮飲食，再加上吸入氫氣。

　　18天後複診時，他變得談笑風生，妹妹說她哥哥已經恢復成以前的樣子。他複診時的3D腦波圖跟初診時相比，前後簡直判若兩人。

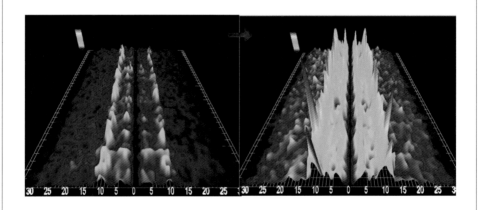

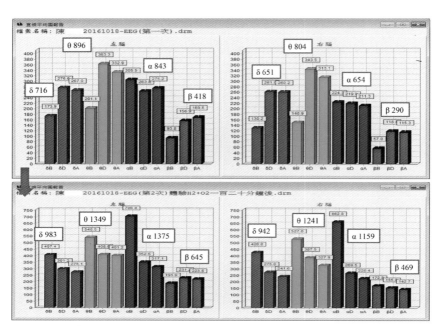

其腦波強度變化如下：右腦 β 波由57提升到172，α 波由224提升到662.8。

腦波	左腦			右腦		
	2016/10/18 /14:55	2016/10/18 /16:53	前後兩次檢測腦波增強度	2016/10/18 /14:55	2016/10/18 /16:53	前後兩次檢測腦波增強度
α	843	1375	532	654	1159	505
β	418	645	227	290	469	179
θ	896	1349	453	804	1241	437
δ	716	983	267	651	942	291
腦電波總強度	2873	4352	1479	2399	3811	1412

　　他原本有尿毒症，尿素氮（BUN）高達82.9mg/dl（正常9.0～23.0），18天後，BUN也下降到44.1mg/dl。肌酸酐（crealin-ime）也由3.00mg/dl（正常0.70～1.30）下降到2.26。

　　腎臟科醫師一直提醒他，如果一直惡化下去，就要有洗腎的心理準備，現在危機警報終於解除了。

聯合醫事檢驗所

檢體編號： 6100105241	身份證號：	病歷號碼：	
姓　名：	性　別： 男　年齡：	送檢電話：	
檢體種類：		檢體標示：	
採檢時間： 2016/10/01	接收時間： 2016/10/01 15:59:31	頁　數： 1 / 2	
送檢單位： 王群光自然診所		送檢傳真：	

檢驗項目		檢驗值	單位	參考區間
一般生化				
AST/SGOT 肝酵素	H	46	U/L	10-42
ALT/SGPT 肝酵素	H	43	U/L	10-40
BUN 尿素氮	H	82.9	mg/dL	9.0 - 23.0
Creatinine 肌酸酐	H	3.00	mg/dL	Male:0.70 1.30
Uric acid 尿酸	H	7.8	mg/dL	Male:4.0-7.5
Hb A1c 醣化血色素	H	6.8	% of Hb	4.0-6.0

聯合醫事檢驗所

台北市復興南路二段 151 巷 33 號；電話:02-27049977, 02-27051389；傳真:02-27091974

檢體編號： 6101805022	身份證號：	病歷號碼：	
姓　名：	性　別： 男　年齡：	送檢電話：	
檢體種類：		檢體標示：	
採檢時間： 2016/10/18	接收時間： 2016/10/18 17:48:06	頁　數： 1 / 1	
送檢單位： 王群光自然診所		送檢傳真：	

檢驗項目		檢驗值	單位	參考區間
一般生化				
BUN 尿素氮	H	44.1	mg/dL	9.0 - 23.0
Creatinine 肌酸酐	H	2.26	mg/dL	Male:0.70-1.30
Sodium 鈉		137	meq/L	132-146
Potassium 鉀		4.6	meq/L	3.5-5.5
Phosphorus 磷		4.0	mg/dL	2.4-5.1

3-5

斷醣生酮飲食是最速效的減肥法

肥胖症（Obesity）是指體脂肪累積過多而對健康造成負面影響的身體狀態，可能導致壽命減短及各種健康問題。肥胖最大的原因是碳水化合物或蛋白質過量，從斷醣生酮飲食下手才是上策。

　　肥胖的標準常使用身體質量指數（BMI）來衡量，即以體重（公斤）除以身高（公尺）的平方。例如台灣行政院衛生署（今衛生福利部）於2002年4月公布台灣成人的BMI≧27 即為肥胖，24≦BMI＜27 則為過重。但幼兒並不適合用成人的BMI標準來評量。

BMI 值計算公式：BMI ＝體重（公斤）/ 身高 ^{2}（公尺 ^{2}）例如：一個 52 公斤的人，身高是 155 公分，則 BMI 為：52（公斤）/1.55^2（公尺 ^{2}）＝ 21.6　體重正常範圍為 BMI ＝ 18.5 ～ 24	
分　級	**身體質量指數**
體重過輕	BMI ＜ 18.5
正常範圍	18.5 ≦ BMI ＜ 24
稍　重	24 ≦ BMI ＜ 27
輕度肥胖	27 ≦ BMI ＜ 30
中度肥胖	30 ≦ BMI ＜ 35
重度肥胖	BMI ≧ 35

（註：BMI並不適用於未滿18歲、運動員、健美先生女士、 懷孕或哺乳中女性、身體虛弱或久坐不動的老人）

　　如今已經少有人在用計算機來計算BMI了，只要google搜尋BMI，就可以找到許多「BMI計算器」，只要輸入自己的身高及體重，再點一下「計算」，您的BMI就會出現，再以自己體重為基礎增減數據即可填入，則可找到符合BMI的理想體重。

　　有許多肌肉發達運動健將的BMI也許過高，但他的重量可能是來自於肌肉發達，而不可將之列為肥胖，BMI應該配合「體脂肪率」來判讀，才不會失真。

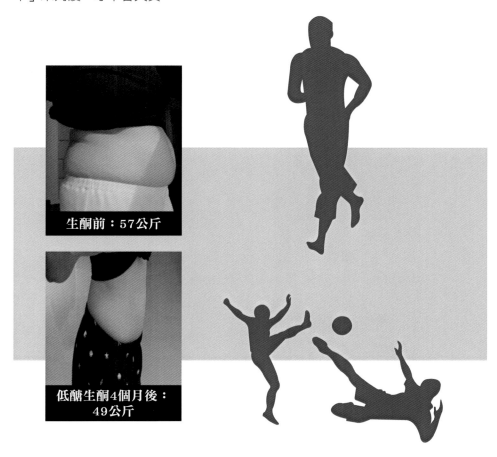

生酮前：57公斤

低醣生酮4個月後：
49公斤

BMI與體脂肪的關係

　　BMI是Body Mass Index的縮寫，中文為「身高體重指數」，是以身高、體重比例拿來用作肥胖的指標，但同樣高度及重量的人所擁有的脂肪量可能不同，也就是我們說的體脂肪率，所以單單只有靠BMI值並無法完整反映出一個人的健康狀態，因此，建議可以兩個數據搭配參考，對自己的身材更有了解和掌握！

體脂肪主要有三
　　所謂的體脂肪主要包含的是內臟脂肪（Viceral Fat）、皮下脂肪（Subcutaneous Fat）與血脂。

1.內臟脂肪：
●分布：腹部、胃腸周圍
●功能：保護內臟不受到碰撞而受傷、協助人體內器官固定位置。
●影響：若內臟脂肪過多，容易引發高血壓、糖尿病、心血管疾病等等，而內臟脂肪過少，則容易影響細胞、激素的作用及分泌。

2.皮下脂肪：
●分布：在皮膚的下方、遍佈全身（臉、手臂、臀部、腿等等），佔全部脂肪80%以上。
●影響：若皮下脂肪太少，容易怕冷。

3.血脂：
●包含：膽固醇及三酸甘油脂
●影響：血脂過高容易造成冠狀動脈心臟病的產生，引發腦中風、心肌梗塞等。

體脂肪的量測
　　一般我們能測得的體脂肪率（Fat）乃是以皮下脂肪及內臟脂肪作為測量依據，而血脂則需要抽取血液才能得知。內臟脂肪比皮下脂肪更難消除。我們可以怎麼判斷體脂肪的高低呢？一般若透過

外觀判斷，內臟脂肪囤積過多時，身材呈現蘋果形；而皮下脂肪大多位在臀部及腿部，因此身形看起來像梨形。

體脂肪率的計算，最佳時間為早晨起床空腹時最為準確，計算方法則如下表：

體脂肪率＝（身體脂肪總重量／體重）× 100%

男性體脂肪率計算 （腰圍cm × 0.74－體重kg × 0.082－44.74）/ 體重 × 100%

女性體脂肪率計算 （腰圍cm × 0.74－體重kg × 0.082－34.89）/ 體重 × 100%

例如：王先生腰圍90公分，體重85公斤。

體脂肪率的計算＝（90 × 0.74－85 × 0.082－44.74）/85 × 100%＝17.5 %

因此，我們知道王先生身體脂肪比例為17.5%。

目前市面上已經有銷售電子式的體重+體脂肪計，量測時人必須光腳站在體重計上（才能導電），再用雙手握住一導電把手，利用脂肪及肌肉對於電流傳導電阻的差異性，就可自動顯示體脂肪率，可以省去計算的麻煩，準確率很高。

而根據衛生福利部國民健康署網站提供一項數據做為體脂肪標準依據如下表：

體脂肪標準表

性別	理想體脂肪率		肥胖
性別	30 歲以下	30 歲以上	
男性	14~20%	17~23%	25% 以上
女性	17~24%	20~27%	30% 以上

案例一　A女，65歲，生娃發胖，斷醣生酮變正常

　　她身高168公分，在20歲之前都維持60公斤以下的體重，但是24歲生完第一胎後就開始發胖，生完第2胎後胖了5公斤，每生一胎就胖5公斤，到了30歲生完第三胎，就胖到75公斤。之後又逐年胖到85公斤才停止。她努力到處探詢減肥方法，吃中藥、針灸、埋線、吃減肥藥都做過，但是絲毫未生效。一年前在作者指導之下，開始執行徹底的生酮飲，一年後驗收成果如下：

1. 在一年之內減了15公斤，還有信心減回20歲時的60公斤。
2. 吃了十年的降血壓藥也丟到垃圾桶，高血壓維持在120以下，低血壓80。
3. 睡眠變好，一覺到天亮，安眠藥也不必吃了。
4. 糾纏多年的頭痛也奇蹟般消失。
5. 之前膽固醇、三酸甘油酯、高低密度膽固醇一直不正常，吃藥也沒效，但是吃了一年的斷醣生酮飲食且停藥之後，所有的紅字都消失了。
6. 她的肝指數（GOT、GPT）永遠都比呈現正常值高一些的紅字，照超音波時，醫師一直說她有中度脂肪肝，也就是正常肝細胞被油脂佔據而引起發炎，做了斷醣生酮飲食一年後，不但被告知已經沒有脂肪肝，GOT及GPT都變成正常的黑字。

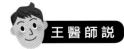 **王醫師說**

1. 這是很有代表性的以生酮飲食減肥成功個案，以上是大部分以斷醣生酮飲食來減肥者，都會有的共同心得體驗。
2. 不過她初期只有做斷醣生酮飲食時，減肥效果並不明顯，最後還是再加上抽血找出不能吃的食物抗體，避開食用會引起發炎的食物，再加上巨量維生素C靜脈注，以及每天都在家自行吸氫氣，把身體細胞內的毒素都排得一乾二淨，讓每一個臃腫的細胞都縮水變正常了，才達到去濕熱的效果。

案例二　B男，55歲，阿茲海默症

　　他特地由海外回來台灣看病，他的主訴並非是肥胖，而是阿茲海默症；朋友們都說他變笨了，變得很迷糊，自己當老闆，但覺得處理事務越來越吃力。

　　居住地的醫學中心幫他做了一系列的影像檢查，證明他已經有了初期阿茲海默症，腦組織有輕度萎縮，同時腦部有類澱粉堆積。

　　他體重95公斤，身高175公分，BMI 31，屬於中度肥胖，他雖然不是為了減重而來的，但在一年後，外觀上完全變了一個人，體重由95公斤降到70公斤，BMI由31降到22.8（BMI正常範圍：18.5≦BMI＜24），治療一年後除了體重減輕，還有以下附帶的變化：

1.他回去醫學中心做檢查，報告顯類澱粉（阿茲海默症的特徵）已消失。
2.朋友都說他已恢復到以往的正常狀態。
3.本來有吃高血壓的藥，現已停藥，血壓不再起伏不定，持續維持在正常的120/80mmHg範圍內。
4.打鼾及睡眠呼吸中止症也消失了。
5.腦筋變得清明，不再每天都昏昏沉容易打瞌睡。
6.體力變得更好，忙一整天都不覺得累。
7.心情變得愉快，不再有不耐煩、脾氣火暴等狀況出現。
8.睡眠也變好，以前常會多夢，半夜驚醒、夜間多尿、盜汗、心悸，如今上述症狀都一掃而光，可以一到天亮，睡醒也不再常覺得累。

 王醫師說

只要能做常醣常油生酮飲食（碳水化合物50%脂肪40%蛋白質10%），人就不容易生病，可長保健康，但是如果食物比例過度失衡，導致粒線體（引擎）已經損壞了，恐怕就不是單純做生酮飲食就能矯正過來的，此患者一年來都配戴流量500c.c./分鐘氫氣產生器睡覺，並非只有做斷醣生酮飲食而已。

3-6

新陳代謝疾病：三高的由來與處置

由於碳水化合物、脂肪酸、蛋白質的攝取比例不對，粒腺體受損而產生的疾病就叫新陳代謝疾病，以葡萄糖、油脂（酮體）為燃料的引擎（粒腺體）受損，人體的一切機能就會產生紊亂故障，想回復健康，低醣高油生酮飲食乃三高救星。

常有患者滿腹狐疑的問我，為什麼很多醫學中心的醫師都反對「生酮飲食」？，為了不得罪人，就只好回答說不清楚，不過有時候還是忍不住會補上一句：「生酮飲食就是與母乳成份接近的飲食，我真的不知道他為什麼要反對把他養大的母乳成份？」

所謂新陳代謝失調，就是指人在食物的攝取上，沒有按照人類基因DNA母乳黃金比例來吃所引發的失調性疾病，亦即沒有把碳水化合物：脂肪酸：蛋白質的比例，控制在50%:40%:10%的比例，也就是沒有執行常醣、常油、常蛋白生酮飲食的緣故，也可以說就是人斷奶以後，就不再按照母乳配方來吃食物所引發的疾病。

新陳代謝疾病的最典型表現就是三高：血糖高、血脂高、血壓高，其他如肥胖、尿酸高也都是被列入在新陳代謝疾病的範疇內，但是一般都以「三高」為代表。

常醣常油生酮飲食者，不易罹患三高

　　如果每日好油（Omega-369）的攝取量，有達到佔每日總熱量來源的40%的話，則肝臟在利用油脂來做為燃料之前，必須先把C8、C10以及>C12的大分子脂肪酸切細成為四個碳（C4）的BHB酮體，才能夠進入細胞內成為燃料。

　　BHB除了可做為燃料用途之外，它還有另一項鮮為人知的生理生化作用，就是它能夠抑制細胞內NLRP3發炎體（NLRP3 inflammasone）所誘發的發炎反應，因此，BHB就有如可當成細胞的滅火器來使用，可終止發炎反應。

粒腺體正常運作

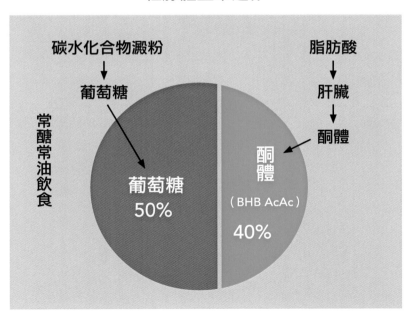

碳水化合物吃太多會引發新陳代謝疾病

　　引發新陳代謝疾病的最常見原因，是碳水化合物的比例吃太多而油脂吃得太少。碳水化合物會分解成葡萄糖，只要葡萄糖還沒有用完之前，人體就會一直優先以葡萄糖為燃料（生醣），而不會以酮體（油脂）為燃料（不生酮），

　　如果人一直吃大量的米飯、麵食、水果、地瓜、馬鈴薯等碳水化合物，那麼他就是一個100％（甚至150％）生醣的人，100％生醣者的肝臟，就沒有機會去製造BHB酮體，因此細胞內發炎無法停止。

　　有人把葡萄糖說成是「有毒」的物質，其實那是一種謬誤無知的說法。葡萄糖根本就不可能有毒，只是一旦葡萄糖吃過多的話，就會導致肝臟就沒有機會產生BHB而引起細胞內的發炎，才是正確的論述。

超高醣飲食者

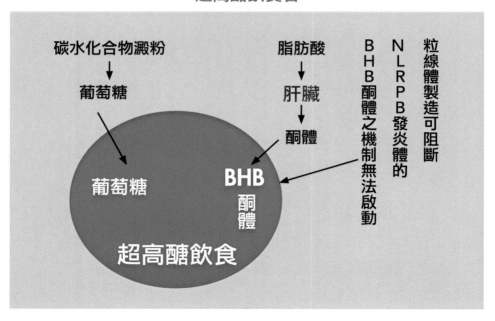

蛋白質吃太多油脂吃太少會引發新陳代謝疾病

有些人的三高則是因為蛋白質吃太多而油脂吃太少所引起的，蛋白質吃太多的危害性更甚於碳水化合物吃太多，因為有將近50%的蛋白質也會轉換成葡萄糖。而其他的蛋白質在分解的過程中，需要耗費大量的能源或水，產生劇毒的阿摩尼亞（NH_3）、尿素氮（Blood Urea Nitrogen, BUN）及尿酸（uric acid），負責解毒NH_3的肝臟、排出BUN的腎臟，往往因過度勞累而發炎疲累，也就是所謂的「爆肝」、「爆腎」。

有肝硬化者，或是有腎功能受損瀕臨腎衰竭者，都被嚴格禁止吃太多蛋白質，就是這個道理。

低醣高油生酮飲食乃三高救星

三高乃是傳統西醫學中的不治之症，按西醫學觀點，三高可以說是一種「不治之症」，也就是說沒有任何一種藥物可以一勞永逸的把三高「治癒」，到現在為止，還未曾聽說有任何一種藥物可以吃數週或數個月，就可永遠的把三高治好不再犯，以後永遠都不用再吃藥。事實上，西醫師都認為三高患者是必須一輩子跟藥物為伍的，藥物只能控制血糖、血壓、血脂而已。

「低醣、低蛋白、高油脂（好油）飲食」就是本書的宗旨─「生酮飲食」，不但不會引發代謝症候群，導致三高，反而是「三高」的救贖解方。

有關低醣低蛋白高油（生酮）飲食方面的最新科學文獻，已如汗牛充棟，然而還是有很多「專業」人員，卻對這些新知視而不見、充耳不聞。

根據作者本來多年來的親身體驗，將低（斷）醣生酮飲食自然食療法運用在數百位嚴重的三高、肥胖患者身上，得出與生酮科學文獻中所述完全一致的結論。

　　以低醣高油生酮飲食來治療高血糖、高血壓、高血脂，這乃是一種彎道超車，走在時代醫學前端的作法，作者在推動生酮自然療法上，受到非常多權威專家的挑戰質疑，如果您無法理解作者的困境與心情，就想像您開了一架飛機，經由時光隧道從公元二千年飛回到公元一千年，會把仍處在公元一千年的人都嚇壞了；本人卻是從公元三千年回到公元二千年，發現目前絕大部分貌似頂尖的醫學中心權威臨床醫療專業者，卻仍然停滯在使用降血糖藥物、胰島素、降血壓、降血脂藥物的醫學蠻荒時代。

　　由於經歷了數十年的「低油飲食才健康」觀念的洗腦，大部分老百姓，甚至醫療專業人員，對於利用低醣高油生酮飲食，就可以治好三高的說法，都百思不得其解，覺得「難以理喻」、「無法相信」。

　　根據第一手臨床經驗，不論是高血糖、高血壓、高血脂、脂肪肝或肥胖，經過一段時間的低醣高好油的食療調理，絕大部分患者都可以完全脫離藥物，不藥而癒。

　　低（斷）醣生酮飲食之所以能發揮對三高如此強大療效的原因，主要是啟動了肝臟這超級製藥機，製造出大量有抗發炎效果，可抑制NLRP3發炎體的BHB酮體的緣故。

斷醣生酮飲食

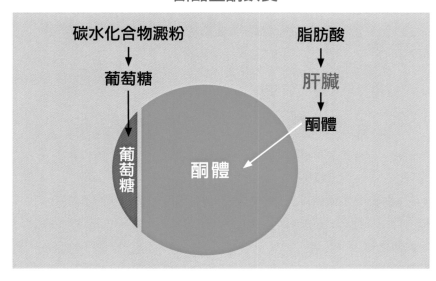

生酮飲食逆轉三高最新報導

2018年5月1日，美國「利用低醣飲食逆轉糖尿病」的知名機構Virta，在國際知名期刊Cardiovascular Diabetology，發表了一項新的研究結論，又一次震驚了全世界的心血管疾病領域，其結論如下：

1. 本報告指出60%的糖尿病可逆轉，94%的減少用藥，全部血糖都有改善，平均每人減重16.5公斤

2. 在300多名糖尿病人中，分成主酮組與對照組，一年後研究數據對比發現

a. 生酮組：幾乎所有的心臟病風險指標都改善

b. 對照組：幾乎沒有心臟病風險指標改善

3. 上述300名患者隻血壓炎症改善

a. 收縮壓及舒張壓均下降，降血壓用藥減少11.4%

b. 炎症水平下降39%（根據C-反應蛋白，CRP）

c. 十年動脈粥樣硬化心血管風險（ASCVD）下降11.9%

4. 上述300名患者的其他改善

a. 三酸甘油脂（TG）下降24%

b. 高密度脂蛋白（HDL-C）上升14%

c. 低密度脂蛋白（LDL-C）下降21%

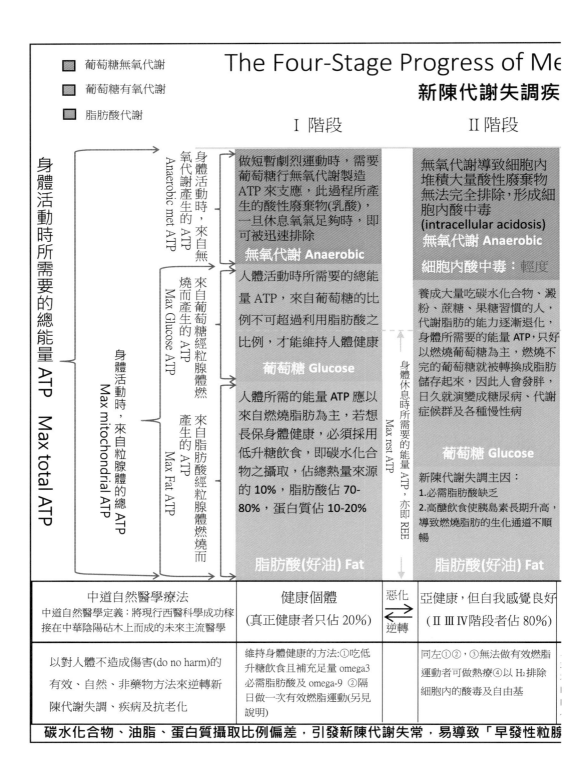

The Four-Stage Progress of Me

新陳代謝失調疾

葡萄糖無氧代謝
葡萄糖有氧代謝
脂肪酸代謝

身體活動時所需要的總能量 ATP　Max total ATP

身體活動時，來自粒腺體的總 ATP　Max mitochondrial ATP

氧代謝產生的 ATP　Anaerobic met ATP

來自葡萄糖經粒腺體燃燒而產生的 ATP　Max Glucose ATP

來自脂肪酸經粒腺體燃燒而產生的 ATP　Max Fat ATP

身體活動時，來自無氧代謝產生的 ATP

Ⅰ 階段		Ⅱ 階段
做短暫劇烈運動時，需要葡萄糖行無氧代謝製造 ATP 來支應，此過程所產生的酸性廢棄物(乳酸)，一旦休息氧氣足夠時，即可被迅速排除 **無氧代謝 Anaerobic**		無氧代謝導致細胞內堆積大量酸性廢棄物無法完全排除，形成細胞內酸中毒 (intracellular acidosis) **無氧代謝 Anaerobic** 細胞內酸中毒：輕度
人體活動時所需要的總能量 ATP，來自葡萄糖的比例不可超過利用脂肪酸之比例，才能維持人體健康 **葡萄糖 Glucose**	身體休息時所需要的能量 ATP，亦即 REE Max rest ATP	養成大量吃碳水化合物、澱粉、蔗糖、果糖習慣的人，代謝脂肪的能力逐漸退化，身體所需要的能量 ATP，只好以燃燒葡萄糖為主，燃燒不完的葡萄糖就被轉換成脂肪儲存起來，因此人會發胖，日久就演變成糖尿病、代謝症候群及各種慢性病 **葡萄糖 Glucose**
人體所需的能量 ATP 應以來自燃燒脂肪為主，若想長保身體健康，必須採用低升糖飲食，即碳水化合物之攝取，佔總熱量來源的 10%，脂肪酸佔 70-80%，蛋白質佔 10-20% **脂肪酸(好油) Fat**		新陳代謝失調主因： 1.必需脂肪酸缺乏 2.高醣飲食使胰島素長期升高，導致燃燒脂肪的生化通道不順暢 **脂肪酸(好油) Fat**
中道自然醫學療法 中道自然醫學定義：將現行西醫科學成功稼接在中華陰陽砧木上而成的未來主流醫學	惡化 ⇄ 逆轉	
健康個體 (真正健康者只佔 20%)		亞健康，但自我感覺良好 (Ⅱ Ⅲ Ⅳ 階段者佔 80%)
以對人體不造成傷害(do no harm)的有效、自然、非藥物方法來逆轉新陳代謝失調、疾病及抗老化	維持身體健康的方法:①吃低升糖飲食且補充足量 omega3 必需脂肪酸及 omega-9　②隔日做一次有效燃脂運動(另見說明)	同左①②，③無法做有效燃脂運動者可做熱療④以 H₂ 排除細胞內的酸毒及自由基

碳水化合物、油脂、蛋白質攝取比例偏差，引發新陳代謝失常，易導致「早發性粒腺

etabolic Disorder Diseases

病進程的四階段

研究撰稿：王群光醫師
(版權所有) ckwang.com.tw
2016-05-09 修訂

III 階段	IV 階段

癌症已被證實為新陳代謝失調疾病

依賴無氧代謝所產生的 ATP 越多，人體就越不健康，首先呈現在 3D 腦波 (3D EEG) 及自律神經活性(HRV)之異常，易累、情緒低落、睡眠深度不足，易驚醒、睡醒還累、心悸、夜尿多等自律神經失調症狀

為治癒癌症的希望燈塔

徹底逆轉新陳代謝失調

無氧代謝 Anaerobic
細胞內酸中毒：中度

如果連休息時，身體所需要的 ATP 都需仰賴無氧代謝來提供，那病情就不輕了。

粒腺體利用葡萄糖及脂肪酸產生 ATP 的能力均降低，而葡萄糖的消耗大於脂肪酸

葡萄糖 Glucose

3.新陳代謝失調已經惡化到第 III、IV 階段者，需徹底執行「斷醣生酮飲食」來終止葡萄糖無氧代謝，並重新啟動燃脂通道上的酶及荷爾蒙

脂肪酸(好油) Fat

以無氧代謝為主要 ATP 來源，會產生大量酸性廢棄物，造成細胞內酸中毒 (intracellar acidosis)，引起 DNA 變性導致正常細胞突變成癌細胞。粒腺體數目凋萎減少中，癌殺手細胞(NK-Tcell)中的粒腺體亦凋萎，失去了撲殺癌細胞的能力

無氧代謝 Anaerobic
細胞內酸中毒：重度

粒腺體的數量減少，內膜產生質子(H⁺)漏電 (mitochondrial proton leak)，功能降低，HRV 活性極低

葡萄糖 Glucose

4.如果身體虛弱，無法做主動燃脂運動時，可以採用被動式的深層核心熱療來打通脂肪燃燒的任督二脈

脂肪酸(好油) Fat

由於粒腺體凋萎或內膜漏電(mitochondrial proton leak)，癌末患者只能仰賴效率差的無氧代謝來提供所需能量ATP，因此人感覺非常疲累(malaise)，體內需要耗費大量電力ATP才能維持的免疫系統，如專殺癌細胞的 NK-Tcell 等，當然也就沒機了

由於粒腺體功能障礙，燃燒葡萄糖、脂肪酸產生能量ATP的效率就變差

休息時的能量開支
Rest Energy Expenditure，REE

	惡化 ⇄ 逆轉	腦及自律神經(陰陽)失調、新陳代謝失調症候群、慢性病、癌症	惡化 ⇄ 逆轉	細胞內燃燒葡萄糖、脂肪酸的粒腺體大量凋萎之重症末期、癌症末期患者	**深層核心熱療對癌症的效益：殺、餓、追、防** 1.39.5℃-41℃ 高溫可「殺」死癌細胞，癌不耐熱，人可忍受 42℃ 高溫 2.高溫抑制新生血管生成，阻斷腫瘤細胞供血，再加上「斷醣生酮飲食」，「餓」死癌細胞 3.全身熱「追」殺治療，讓轉移癌細胞無處可躲藏 4.提高免疫 NK-Tcell 功能，從源頭「防」止癌細胞復發

逆轉以上第 III 階段新陳代謝失調的方法同左①②③④非侵入性的腦波（3D EEG）及自律神經檢測（HRV）可在未出現症狀前就偵測到粒腺體凋萎的早期變化；Hydrogen Challenge Test 就是利用個體吸入 H₂ 前後 3D EEG、HRV、尿液酸鹼值（pH）及自由基的變化，來評估健康現狀、預後及監測逆轉新陳代謝異常的效果

①斷醣生酮飲食餓死癌細胞②24hr 不間斷補充 H₂，排盡細胞內酸毒及自由基，使體液變鹼性（癌細胞喜歡酸性環境）③深層核心熱療法熱死癌細胞及提升癌殺手細胞(NK-Tcell)戰鬥力

腺體功能障礙」Early Onset Mitochondrial Dysfunction，因而產生各種疾病

3-7

生酮飲食可預防及逆轉高血脂

95%的降血脂藥物都是沒有必要服用的，只要應用低／斷醣生酮飲食就可以預防及逆轉高血脂，不但降血脂藥物，連降血壓、降血糖藥物及胰島素都可以節省下來。

目前的西醫學界，對於三高還是以藥物治療為主，以下是西醫師常用的臨床指引。

健保署公布2017年健保藥品申報金額前10名，分別是降血脂藥「冠脂妥」、降血栓藥「保栓通」、降血壓藥「脈優」、血友病用藥「科基血凝素第八因子」、乳癌用藥「賀癌平」、B肝用藥「貝樂克」、白血病用藥「基利克」、降血脂藥「立普妥10公絲」、「立普妥20公絲」、類風濕關節炎用藥「復邁」。

2017台灣高風險病人血脂異常臨床治療指引

疾病／狀態	低密度膽固醇 (LDL-C) 之目標
急性冠心症候群	<70 mg/dL
急性冠心症候群＋糖尿病	<55 mg/dL可以考慮
穩定冠狀動脈疾病	<70 mg/dL
缺血性腦中風或暫時性腦部缺氧	<100 mg/dL
糖尿病	<100 mg/dL
糖尿病＋心血管疾病	<70 mg/dL
慢性腎臟病（階段3a-5,eGFR<60）	>100 mg/dL 時開始治療
家族性高膽固醇血症	成人：<100 mg/dL 小孩：<135 mg/dL 有心血管疾病：<70 mg/dL

血脂與膽固醇

所謂血脂，指的就是

a.總膽固醇TC（Total Cholesterol, TC）

b.三酸甘油脂TG（Triglyceride）

c.高密度脂蛋白HDL-C（High Density Lipoprotein Cholesterol, HDL-C）

d.低密度脂蛋白LDL-C（Low Density Lipoprotein Cholesterol-c）

傳統西醫學對代謝症候群高血脂的診斷判讀如下：

1. 總膽固醇（TC）不可超過240mg/dl，過去，如果總膽固醇如果超過240mg/dl，即可視為高血脂症，現今醫界已更進一步地將高密度脂蛋白與低密度脂蛋白，作為診斷依據，一般而言，沒有心血管疾病病史的人，若總膽固醇（TC）超過240mg/dl，即為高血脂症。

2. 高密度脂蛋白膽固醇HDL-C（High Density Lipoprotein Cholesterol）：正常值應大於35mg/dl，低於此值即為異常。HDL被稱為「好」的膽固醇，所以越高越好。因為HDL可以將黏在血管壁上多餘的LDL運送回肝臟代謝後排除，可以保護血管，所以當HDL不足時，LDL就會肆虐。

3. 低密度脂蛋白膽固醇LDL-C（Low Density Lipoprotein Cholesterol-c）：正常值應小於160mg/dl，超過即為罹患冠狀動脈心臟病的高危險群，而有過心臟血管疾病的患者，最好將LDL維持在100mg/dl以下。LDL被稱為「壞」的膽固醇，所以越低越好。因為體內膽固醇主要靠LDL來運送，若過多就會造成血管硬化、阻塞。

4. 總膽固醇和高密度膽固醇比值（TC/HDL ratio）應小於5：將總膽固醇除以高密度脂蛋白所得到的數值即為兩者的比值，

可以反應出罹患心血管疾病的風險，如果比值超過5則屬於高危險群。美國佛萊明罕心血管研究中心（Framingham Cardiovascular Institute, FCI）建議，維持TC/HDL比值小於4最為理想。（註：站在自然醫學，生酮飲食的立場，也認可此一標準）

身體會自行合成70%~80%膽固醇

膽固醇是組成細胞的重要元素，如果把一個細胞看成似一棟大樓，細胞膜就是大樓的外牆，而膽固醇及蛋白質則是大樓的鋼筋水泥，大樓如果沒有了鋼筋水泥，必定會倒塌。

膽固醇是合成膽汁的原料，膽固醇若不足，膽汁就會缺少，而降低對油脂的消化吸收能力。

膽固醇是合成賀爾蒙的原料，舉凡腎上腺、卵巢、睪丸等重要器官的賀爾蒙的合成，都必須仰賴膽固醇來做為原料，如果缺乏膽固醇，則人類的生長繁殖功能都會受到影響。

膽固醇是人體內非常重要的物質，即使所吃下食物中膽固醇的量不夠的時候，人體還是會自行合成膽固醇的，其實來自食物的膽固醇，只佔了人體所需膽固醇的20%~30%，這是指「外源性」的膽固醇來源，膽固醇的最重要來源為「內源性」，是由小腸細胞或肝臟自行合成的，佔了膽固醇來源的70%~80%。

雞蛋所含的膽固醇並不低，平均一顆蛋的膽固醇含量有207毫克（0.207公克）。我們人體每天要生產3000mg（3公克）得膽固醇，等同於14個全雞蛋，300片培根，或者大約一斤黃油中的膽固醇數量，如果膽固醇是不好的東西，人體為什麼要自行生產這麼多呢？

膽固醇對人體真的是太重要了，用來合成激素、膽汁、抗氧化，細胞膜的主要組成部分等等，其實越來越多的醫生都相信，膽固醇理論已經死亡。可能再過幾年民智大開之後，再使用藥物來降

低膽固醇的醫師，就很有可能會被民眾笑話，視為庸醫了。

有很多人都害怕蛋黃，因為蛋黃含有很多膽固醇和飽和脂肪，況且所有醫生都告訴他，一天不能超過兩個雞蛋哦。

而大量研究數據的綜合分析顯示，蛋黃的攝取量和心臟病風險毫無關係，有研究顯示，將受試者分為兩組，兩組都是低醣飲食一組不吃蛋，另一組每天只吃三個雞蛋，剛好是美國協會建議攝取量的三倍。相較之下，結果顯示，有吃蛋的那一組，減去的體重更多，血壓下降更多，而且所謂好膽固醇（HDL）也在增加，心臟病機率更低。兩組的總膽固醇和所謂壞膽固醇（LDL）則相差無幾。

應該如何調整自己的飲食結構呢？George Thorpe醫生回顧了100多年來的研究，強調最佳的飲食是低醣高脂飲食，這是降低血糖，減肥的最佳飲食。

膽固醇已經被除罪化

「膽固醇」是一種對人體非常重要的營養性物質，但是卻長期被妖魔化，被誤認是導致心臟及腦血管疾病的罪魁禍首。

根據現今最新的醫學文獻，不但已經將膽固醇除罪化，還瞭解到它對人體健康有無比的重要性。

1. 美國國家衛生研究院，做了一項花費100萬美元的研究發現，膽固醇乃是由人體自行製造，而不是食物中吃來的。因此，2015年，美國膳食指南的修改版本中，撤銷了對於食源性膽固醇的限制。

2. 一個追蹤了二十年的研究發現，測量老人血液中的膽固醇，顯示年紀較大的人膽固醇越低，死亡率越高，低膽固醇的人比起高膽固醇的人，死亡率明顯升高，這是因為膽固醇對人體真的很重要。

3. 還有很多文獻結論都是一致的，表明膽固醇並不會堵塞住動脈，不會造成心臟病，回顧了關於LDL（所謂的壞膽固醇）

和壽命的文獻，也發現，沒有任何研究顯示，因為LDL高而早死，有些人，LDL高，還活得更長命。

4. 人體會自行視需要量多少，來合成膽固醇，即使妳一點膽固醇也不吃，身體也會和成全部需要的膽固醇，你吃得多，身體合成的就少，你吃得少，身體合成的就多，身體對膽固醇的最低需求是固定的，而不是由你吃了多少膽固醇決定的。

5. 身體拒絕接受膽固醇不足，但是在有些情況下會多合成一些膽固醇，尤其是遭受巨大壓力者，體內累積了過多的酸及自由基，也是壓力的來源之一，身體為了應付那些緊急狀況，導致可體松（cartisol）增加，於是增加了膽固醇的合成，來應付緊急情況。

膽固醇過低危害健康

膽固醇過低的情況也常見，經常可在厭食症患者身上見到，厭食症者由於任何食物都不吃，或吃了就自行催吐掉，變成皮包骨的紙片人，因缺乏了用來合成膽固醇的原料（油脂），因而膽固醇偏低，甚至三酸甘油酯也偏低。

有些人則是「極低脂」飲食的奉行者，也會出現膽固醇不足的現象，引發全身性的內分泌荷爾蒙及自律神經失調。

時常有某些影視人物刻意追求苗條身材，採用了過度且錯誤的節食方法，而導致猝死的消息時有所聞，大致上都屬於低脂低膽固醇的危害。

三酸甘油脂（TG）最大來源是葡萄糖而不是油脂

三酸甘油脂的最大來源是葡萄糖，而不是油脂，碳水化合物食用過量者，消耗不完的葡萄糖就會被轉化成三酸甘油脂，以及其他型態的脂肪，儲存在肝臟或皮下，造成脂肪肝及肥胖，這就是澱粉

碳水化合物吃多了，必然導致三酸甘油脂升高，脂肪肝及肥胖的基本原因。

一般來說，吃低醣飲食後，三酸甘油脂水平就會下降，因為吃高醣的時候，消耗不完的葡萄糖就會轉變為脂肪儲存起來，因此，碳水化合物吃過多者，血液中的三酸甘油脂必然上升。

人一旦採用低醣或斷醣生酮飲食之後，身體就會開始燃燒庫存的三酸甘油酯及脂肪，，因此三酸甘油脂就自然下降，所有研究結果基本上都是一致的。

作者對飽和脂肪酸的一些與眾不同觀點

生酮飲食界普遍強調「飽和脂肪酸」對人體無害，但作者並不建議飽和脂肪酸吃太多，而是應該重Omega-3、6必需脂肪酸及Omega-9。

飽和脂肪酸並不是「必需」的脂肪酸，是屬於「燃料級」的非必需油脂。在動物實驗中，如果把Omega-3及Omega-6這兩種「必需脂肪酸」都排除掉的話，則試驗動物的整體健康就會出現問題。

作者比較強調「必需脂肪酸」（Omega-3、6）及Omega-9的攝取，因為Omega-369才是細胞膜的「結構油」，以及製造賀爾蒙及神經傳導素的原料，作為多元不飽和脂肪酸的Omega-3、Omega-6，以及作為單元不飽和脂肪酸的Omega-9，在人體中也會被氧化，失去不飽和鍵而成為「飽和脂肪酸」，然後再轉換成燃料油。

由於動物性油脂，容易受到生物濃縮效應（bioconcentration）的影響，環境汙染，這就是作者建議減少攝取動物飽和脂肪的原因，而應增加植物性Omega-369的攝取。

到目前為止，所知最佳的植物性Omega-369的來源，就是星星果油（Sacha inchi Oil），其Omega-3（48.6%），Omega-6

（36.8％）及Omega-9（8.3％）的含量，高達93.7％，而飽和脂肪酸只佔8.3％，可說是植物油中的極品。

至於植物性飽和脂肪酸，作者只建議應選擇性攝取含8（C8）及10（C10）個碳的中鏈脂肪酸（Medium Chain Triglyceride），因為它可以不必經過淋巴系統吸收，而是直接經由門脈系統吸入進入肝臟，直接分解成酮體（BHB，AcAc Acetone），用不完的就經由尿液排出體外，不會造成身體負擔，不增加體脂肪也不會造成肥胖。

低斷醣生酮飲食是逆轉高血脂的唯一方法

我給病人的主要食療處方就是生酮飲食，只要能將碳水化合物、脂肪、蛋白質三者，維持在50%:40%:10%的正常（仿母乳）比例，就不至於產生新陳代謝疾病，也就是不會有三高的問題。

至於鉅細靡遺的去探討如何降低膽固醇（cholesterol）、三酸甘油脂（TG）、高密度脂蛋白（HDL-C）及低密度脂蛋白（LDL-C）反而都變成是多餘的。

也就是說，上述各種血脂數據還在正常範圍內者，只要他持續採用常醣常油生酮飲食，則可長保健康，不會得到三高。

至於上述血脂數據已呈現異常者，則只要採用低醣（或斷醣）高（好）油飲食，血脂肪的各個成份逐漸恢復正常也都是預期中的事。

作者認為，只要致力於將「常醣常油」、「低斷醣」生酮飲食，推廣成為全民健康飲食的好習慣，95%的降血脂藥物都是沒有必要服用的，不但降血脂藥物，連降血壓、降血糖藥物及胰島素都可以節省下來，這樣一來國民必然越來越健康，健保支出也會越來越少。

3-8

降高血壓藥物會擾亂自律神經活性

據國健署「國民營養健康狀況變遷調查」（2015年5月15日）推算全國高血壓患者逼近500萬人，但是一味用降高血壓藥物會擾亂自律神經活性，作者建議採用生酮飲食有助改善高血壓。

　　本章主題談的雖然是高血壓，但事實上卻罕有人是單純因為高血壓來找我治療的，絕大部分患者都是因為其他疾病來看診，作者是後來才被告知說，病人的高血壓也「順便」被我治好了且不再依賴藥物，血壓可以長期維持在正常的範圍內（收縮壓不超過130mmHg，舒張壓不超過85mmHg）。這些被作者以常醣常油或低/斷醣生酮「治癒」的高血壓患者，多得簡直是車載斗量。

生酮飲食可助人脫離高血壓藥物的臨床觀察心得

　　起初作者對患者所言都半信半疑，因為我們西醫師向來所接受到的訓練，認定治療高血壓的唯一方法就是用藥物，西醫學界對於其他宣稱可治療好高血壓的民間療法、民俗療法，都是認為沒有科學根據的市井傳言，99.99%的西醫師只要發現患者的血壓超過標準，都會反射性的開出降血壓藥物處方吧！

　　由於患者並沒有欺騙醫師我的動機，經過三年的密集觀察追蹤百位餘患者，發現有六成長期有服藥的高血壓患者，在執行了常醣或低醣生酮飲食之後，都可以不再服用降血壓藥物。對於為數頗多的患者對於降血壓藥物已經產生心理上依賴，覺得不服藥不安心者，則採用以下策略來瓦解其心防。

　　首先會請他們把原本每天服用的高血壓藥物逐步減量，第一個月改為兩天服用一次，第二個月改為三天服用一次，以此類推，再配合每天量血壓，如果血壓有超過140/90才臨時補服藥物。竟然有

約六成原本每天按時服用降血壓藥物的患者，可以完全脱離藥物的「奇蹟」現象，對此不得不提出一套合理的解釋，否則連自己都無法說服相信，就不能責怪其他同業嗤之以鼻了。

從人體常見密閉腔室看高血壓

人體有多個重要的密閉腔室空間，這些腔室都充滿了新鮮帶有養分氧氣的特殊液體，由特定的細胞組織分泌出來，注入腔室內，為腔室周圍細胞提供營養及滋潤，奇妙的人體也會自動安排把老舊的液體，由特定的管道排放到腔室外，維持腔室內恆定的壓力。

各種腔室內有其特定的壓力常數，壓力過高過低都不行，壓力過高就會引起腔室內壁細胞及器官受到擠壓，就有如長期臥床無能力自行翻身者，躺久了受壓部位會因血液循環不良，導致皮膚缺氧死亡潰爛，形成褥瘡。若內部腔室壓力過高，也會導致腔室內襯表皮、血管或神經受損。

茲將人體各種密閉腔室液體壓力過高所導致的疾病介紹如下：

1.腦脊髓液（Cerebro spinal fluid, CSF）

人體的腦與脊髓中央有一注滿液體（CSF）的空腔，如果CSF排出的管道因為外傷、腫瘤或其他原因發生阻塞，導致腦壓過高就會產生水腦症，腦組織受此高壓影響，腦神經有可能會死亡，腦組織產生萎縮，目前常見的緩解方法是放置一導管，經過皮下把CSF引流到腹腔。

2.眼球內腔

眼內液體（眼水）排泄受阻，眼壓就會增高，造成青光眼，高眼壓會導致視神經、視網膜及供應眼睛的血管受壓迫損壞，有可能造成失明。

3.內耳腔

在正常情況下，內耳水是有進有出的，若其成分變得異常或引流管阻塞造成壓力過高，就有可能形成暈眩、梅尼爾氏症、聽力減

弱甚至完全喪失。

4.**骨關節腔、滑膜囊腔**，淋巴系統內都各有不同的成分及壓力，在此略過不提。

5.**心血管內空間—血壓**

　　人體最大的密閉腔室空間就是心血管內空間，此空間充滿血液，其壓力就被稱為血壓。

　　血壓又分為收縮壓及舒張壓，所謂收縮壓就是指心臟收縮時，左心房收縮，把血液由左心房輸送到主動脈及周邊血管的壓力，舒張壓則是指左心房肌肉鬆弛時的壓力。收縮壓如果超過130厘米水銀柱（130mmHg）就屬於異常，舒張壓則不得超過85mmHg。

　　心血管腔室內壓力的過高，可分為急性與慢性兩種，急性的過高固然有導致血管或心室破裂的危險，慢性血壓過高所引發的器官組織病變也不可小覷，其受害者以大腦、心臟、眼睛、腎臟為前四名。

急性高血壓有導致血管或心室破裂危險

　　人的血管是受到自律神經（交感、副交感）控制的，自律神經又是由腦發出的，凡是會讓人感覺到緊張的事物狀況，讓人的腦神經發出較強的交感神經活性，交感活性會促使心跳加快，心臟收縮力增加，小動脈血管收縮，這樣一來血壓當然就會升高。

Autonomic Effects on Various Organs of the Body 自律神經對身體器官的影響

Organ器官	Effect of Sympathetic Stimulation交感神經刺激之效果	Effect of Parasympathetic Stimulation 副交感神經刺激之效果
Eye 眼睛 　Pupil瞳孔 　Ciliary muscle睫狀肌	Dilated擴張 Slight relaxation(far vision)稍微放鬆（遠視力）	Constricted收縮 Constricted(near vision)收縮（近視力）
Blood vessels血管	Most often constricted通常收縮	Most often little or no effect 通常很少或無影響
Heart 心臟 　Muscle肌肉 　Coronaries	1.Increased rate增加速率 2.Increased force of contraction 增加收縮力 Dilated(β2)：擴張(β2) Constricted(α) 收縮(α)	Slowed rate減低速率 Decreasedforced of contraction(especiallyof atria減低收縮力）（尤其是心房）擴張
Systemic arterioles 全身小動脈 　Abdominal viscera 腹部臟器 　Muscle肌肉	Constricted收縮 1.Constricted(adrenergic α) 收縮(α) 2.Dilated (adrenergic β2) 擴張(β2) 3.Dilated(cholinergic) 擴張 (膽鹼)	None無 None無
Skin皮膚	Constricted收縮	None無
Blood血液 　Coagulation凝固 　Glucos葡萄糖 　Lipids脂肪	Increased增加 Increased增加 Increased增加	None無 None無 None無
Basal metabolism 基礎代謝	Increased up to 100% 增加100%	None無
Adrenal medullary secretion 腎上腺髓質分泌	Increased增加	None無
Metal activity精神活動	Increased增加	None無
Piloerector muscles 豎毛肌	Constricted收縮	None無
skeletal 骨骼肌	1.Increased glycogenolysis 增加葡萄糖分解 2.Increased strength增加力量	None無
Fat cells脂肪細胞	Lipolysis脂肪分解	None無

　　這種暫時性的血壓升高是正常現象，狀況解除後血壓就恢復正常。

　　有些人在家量血壓都正常（血壓計需定時校正），但是到了醫院量血壓就偏高，這都是緊張性高血壓。暫時性的緊張性功能性高血壓，只要不是高過血管破裂的臨界點，其危害性並不大，但是如果血管的劇烈收縮是發生在心臟冠狀動脈，則有可能造成心肌梗塞。

　　有時受到過大的打擊如發生災難，導致家破人亡時，可能是瞬間的高血壓導致「心臟破裂」（Broken Heart）。通常發生在左心室破裂（Left Ventricle Rupture），在血管攝影時，發現心臟外觀好像日本漁夫用來補抓章魚用的章魚壺，因此也叫章魚壺心肌症（Takotsubo Cardiomyopathy）；嗜鉻細胞瘤（Pheochromocytoma）會釋放大量的兒茶酚胺，引發猛爆性高血壓，收縮壓可高達300mmHg，舒張壓達180mmHg，最常見的併發症是腦血管破裂。

　　致命性的急性高壓並不那麼常見，慢性高血壓則已經成了流行慢性病，雖然不見得會令人有太大的不適，但卻同樣是有致命的危險。

　　所謂急性或慢性高血壓，並不一定有嚴格的分野，更多人是「血壓不穩定」，就算有在服用藥物來控制，血壓還是呈現忽高忽低的狀態。

慢性高血壓會導致器官的不可逆性病變

1. **腦**：由於長久的發炎，導致腦血管硬化、狹窄，是各種器質性退化性腦疾病的重要成因，如腦血管破裂、腦血管栓塞，巴金森氏症、阿茲海默症等。
2. **心臟**：心臟為了要維持血液壓力，心臟肌肉必須額外的加大力道來收縮，久了就會形成心室肌肉肥厚、心室擴大，長久下來就有可能導致心臟衰竭，其他如心臟冠狀動脈硬化、阻塞，造成心臟缺氧甚至心肌梗塞。
3. **眼睛**：眼底的血管可能破裂、栓塞，造成眼中風，另外也有可能引發黃斑部病變等而導致失明。
4. **腎臟**：腎臟擔任過濾血液，排泄廢棄物的腎絲球，是由不可計數的微血管所組成，這些微血管及腎絲球若受損失去排泄功能，就有可能導致腎衰竭。

高血壓應以治本為主，不能只降血壓治標

　　雖然慢性高血壓最終會導致腦、心、眼、腎的併發症結果，但是慢性高血壓本身卻也是一種全身發炎，細胞內酸及自由基累積的結果，而不是原因。

　　治療慢性高血壓的正確作法，應該是要想辦法把引發高血壓的原因去除，而不是只有治標，一般做法都是不管三七二十一，硬是要把血壓用藥物降下來，這樣一味用藥的壞處，對於腦、心、眼、腎的傷害，並不亞於高血壓本身。睡眠呼吸中止症是導致慢性高血壓的重要成因之一，故在此以睡眠呼吸中止症做為模型來說明，就可以進一步的明瞭血壓不可亂降的原由所在。

1. 中樞性睡眠呼吸中止症，乃是由於位於腦幹的呼吸中樞，對於葡萄糖的利用能力降低，導致無法發出使呼吸肌收縮的電波，人就會暫時中止吸氣。

2. 人中止呼吸之後，血液中原本應該被維持在SpO296%-99% 的血氧濃度，就會急速下降，人體能忍受的最低血氧濃度為 SpO285%。

3. 人腦是最無法忍受缺氧的器官，人腦的重量雖然只佔體重的2%，但卻消耗掉25%的氧氣，如果空氣（空氣中有21%氧氣）停止進入肺臟，只要超過3分鐘，腦細胞便會因為缺乏氧氣而死亡。

4. 當腦察覺到氧氣不足時，就會發出交感神經指令，使心跳速度加快，心跳加快以後，提供的氧氣就比較多，如果還無法滿足腦對氧的需求，腦就會下指令心臟收縮得更強力，這也就是大部分會打鼾，尤其是有睡眠呼吸中止症者，都會有高血壓的原因。

5. 絕大多數有中樞型睡眠呼吸中止症者，只要調整一下飲食中碳水化合物：油脂：蛋白質的比例，恢復成母乳配方50%：40%：10%的「常醣常油」黃金比例，睡眠呼吸中止症就會快速改善，中止症嚴重者，則有必要做斷醣生酮飲食，中止症無有不隨之改善者，高血壓也就同步改善。

6. 此類因睡眠呼吸中止而引發高血壓的患者，若去看心臟科，由於心臟科醫師不可能會相信「生酮飲食」可防止高血壓的說法，必定是直接開降血壓藥物給患者吃，這是他們心目中唯一的真理。

7. 此患者吃了降血壓藥物之後，當腦因缺氧而要求心臟跳快加強壓力時，心臟因受藥物阻斷，無法呼應腦的需求，因此腦只好打腎臟的主意，把原本供應腎血液的腎小動脈收縮，減少腎的血流量，把血流調撥供應腦部，這就容易引發腎的缺氧，久而久之引發腎衰竭。

8. 中醫及各種養生學派，都有高血壓藥物吃久了會傷腎的說法，這說法是千真萬確的，但西醫心血管科、新陳代謝科醫師都將這種說法斥為不科學的無稽之談。

9. 台灣由於有健保制度，民眾覺得去領藥來吃比較省錢，不像許多藥費很貴國家的人民，喜歡用便宜的食療來保養身體，可能是因為有健保費用可領的方便之門，台灣的西醫師似乎非常迷信執

著：「只要把血壓降到正常，就可以避免高血壓後遺症發生」，這種看似科學（偽科學）的說法；至於完全沒有能力分辨真偽的民眾，也只能服從權威，傻呼呼的每天都把醫師開的降血壓藥物吃下去，這就造就了台灣成為腎衰竭患者佔人口比例最高的世界強國奇蹟。這就是共業，是衛生署健保局身體、醫師、患者，大家有志一同共同製造出來的共同業障（Karma）。

原發性高血壓

有嚴重睡眠呼吸中止症者，罹患高血壓的比例非常高，作者把並非因為睡眠呼吸中止症而引發也無其他明顯組織異常的高血壓，稱之為「原發性高血壓」，茲略述如下：

1.壓力大，人壓力大時，交感神經活性必然亢奮，交感神經亢奮就會使小血管收縮痙攣，這一類患者吃了鎮靜劑西藥，血壓就會下降，自然療法處方中則使用GABA或鎂離子，常可發揮效果。

2.全身性發炎：細胞內如果累積了大量的酸與自由基，易引起發炎及缺氧，這時心臟就不得不把血壓提高，才能提供更多的氧氣，這類患者往往在長時間吸入氫氣（H_2），把酸及自由基排得一乾二淨之後，血壓就恢復正常。

3.心臟瓣膜逆流：如果二尖瓣逆流，在心室收縮時，有部分血液逆流回到左心房及肺臟，這樣一來，心臟只好加大壓力來加以克服，這類初期患者也會在常醣常油飲食後恢復正常。

4.血管硬化：血管硬化經常是碳水化合物吃太多而引起發炎的結果，而不是原因，若執行低斷醣生酮飲食，使肝臟製造更多酮體，則可以降低炎症反應，從而使血壓降低。

5.維他命C缺乏：維他命C可促使產生更多膠原蛋白，使血管更柔軟。一般上成人維他命C的需要量被認為每天不必超過1公克，但是臨床觀察，對於腎功能良好者，如果每星期給予1～2次巨量維他命C注射，對於降低血壓、抗發炎，尤其是有嚴重過敏或自體免疫疾病者，有意想不到的效果。

案例一　高血壓個案報告及討論

有一位60歲男性患者陳先生，平時血壓偏高，但是並沒有天天服藥，其主訴是在過去一個星期內，因心悸及高血壓，收縮壓超過200掛了三次急診，醫師認為他只是單純性的高血壓，只是給予吃降血壓藥物後就出院。

詢問其飲食史，他跟一般人一樣，向來都是以米飯麵食為主食，唯一特別的是，他近來每天早午晚都勤喝友人贈送的一大桶蜂蜜來養生。

9/30初診時，為其做尿液酸鹼值檢測，發現他尿液為pH8鹼性，尿液的正常pH應為＜pH5.5，呈酸性為正常。因為人體細胞燃燒營養素產生熱量的同時，會持續製造產生出酸性物質，這些酸性物質必須被排出細胞外，進入尿液中。所以正常人的尿液酸鹼值應小於pH5.5。若尿液呈現pH8的時候，表示他細胞內的酸並沒有被順利排到細胞外，而是滯留在細胞內，導致細胞內酸鹼值過低（<pH7.2），這種細胞內酸過多的情況，我們稱之為「細胞內酸中毒」。

日期	尿液 pH、葡萄糖、蛋白質			(70L/hr)×2台(分)				自由基		
	H₂ 前				H₂ 後			日期	H₂前	H₂後
	pH	葡萄糖	蛋白質		pH	葡萄糖	蛋白質			
9/30	8	－	+－	120	5.5	－	+－	9/30	↓	9
10/14	7.5	－	+－	120	6	－	－	10/14	↓	9
10/28	6.5	－	1+	120	5	－	－	10/28	8	9

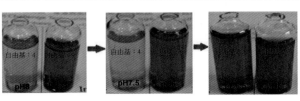

2016-0930　　2016-1014　　2016-1028

治療經過及結果：

1. 請患者先體驗一小時吸入水電解氫氧氣，並為其檢測吸入H_2前後的尿液pH值及自由基，發現其尿液竟由吸H_2前的pH8，降為pH5.5，自由基也由吸H_2之前的4，升到吸入H_2後的9，表示H_2在細胞內與空氣中的O_2結合再形成水，把酸及自由基都一併排到細胞外，進入尿液中。

2. 請患者不要再喝蜂蜜，同時每天喝70c.c.（每公斤體重每天喝1 c.c.）的Omega-369好油，把米飯、麵食、水果等碳水化合物的攝取量降低，只佔總熱量來源的50以下，而油脂提高佔40%。

　　患者14天後來複診時，其吸H_2前的尿液為pH7.5，較初診時稍低，但是自由基的讀數仍為「4」，吸了H_2之後，才升為「9」，表示他的自由基還是沒有辦法自行排放，只有吸了H_2之後，才被沖刷出細胞外。他於10/28，也就是在初診28天後再來複診時，尿液的pH值已降到pH6.5，吸了H_2後更降到pH5。最值得一提的是自由基的變化，他28天後來門診時，吸H_2前的尿液中自由基為8，吸H_2後排出多一些，變為9，表示他已經恢復了自行排出酸性廢棄物及自由基的能力了。

　　H_2的吸入對於強制性排出細胞內的酸與自由基，有立竿見影的效果，患者在持續的做常油生酮飲食的28天時間，再也沒有再出現過急性高血壓，且平時血壓都在正常範圍之內。

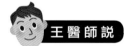 王醫師說

1. 類似的案例已累積了數百個，都已經證明「低醣常油生酮飲食」後，可以降低細胞內酸中毒的情況。

2. 位平時就有高血壓，偶爾吃藥的患者，在吃了大量的葡萄糖（蜂蜜）之後，就爆發一般藥物再也控制不住的猛爆型急性高血壓，而在他停止再繼續吃蜂蜜，再加上每天每公斤體重服用1c.c.的Omega-369好油後，急性高血壓就不再發生，細胞的排酸排自由基功能也就逐漸恢復正常了。

3-9

低/斷醣生酮飲食在癌症治療的應用

作者在過去三年中，曾協助數十位癌症癌末患者做自然療法，取得了一定成果，也有很多心得，茲在此與讀者分享。

尋求自然療法之癌症患者類型

　　來接受自然療法之癌症患者的背景、動機各有不同。有一類是得知罹癌後，自行拒絕做手術或化放療而來尋求自然療法，對於此型患者，還是會主動建議他們先去做治標性的腫瘤切除，但不會主動建議他們去做化放療，這類患者不到10%。

　　第二類是曾做過癌症手術及化放療的癌症患者，由於無法承受化放療副作用，而來尋找可促進細胞自我療癒之自然療法，副作用緩解之後想再繼續做化放療的，給予支持鼓勵，此類患者佔10%。

　　第三類是在大醫院中，做完所有該做的手術或化放療的癌症患者，醫師認為就算再做化放療再也無助益，被宣判為癌症末期，可能只有數月壽命者，此類型患者佔了八成。

搶救癌末病患全方位戰略

　　我們雖然是在做癌症自然療法，但是從來不會主動建議癌症患者不要去做各種目前仍被視為「正規」的癌症療法，我們只是被動的提供適當的、有效的「協助」。

搶救癌病患之

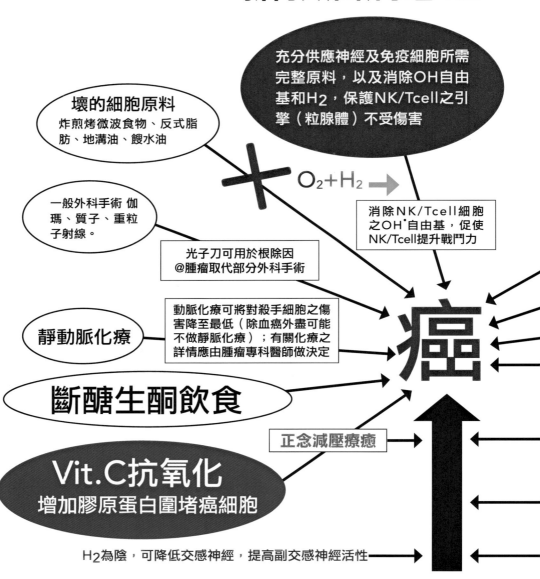

壞的細胞原料
炸煎烤微波食物、反式脂肪、地溝油、餿水油

充分供應神經及免疫細胞所需完整原料，以及消除OH自由基和H_2，保護NK/Tcell之引擎（粒腺體）不受傷害

O_2+H_2 →

一般外科手術 伽瑪、質子、重粒子射線。

消除NK/Tcell細胞之OH˙自由基，促使NK/Tcell提升戰鬥力

光子刀可用於根除因@腫瘤取代部分外科手術

動脈化療可將對殺手細胞之傷害降至最低（除血癌外盡可能不做靜脈化療）；有關化療之詳情應由腫瘤專科醫師做決定

靜動脈化療

癌

斷醣生酮飲食

正念減壓療癒

Vit.C抗氧化
增加膠原蛋白圍堵癌細胞

H_2為陰，可降低交感神經，提高副交感神經活性 →

心靈： 培養好潛意識、不觀過念怨、因觀功念恩、諸惡莫做、眾善奉行、自淨其意、慈悲場、菩提心、想好事、説好話、存好心助人為快樂之本、得饒人處且饒人、心真事實、願廣行深

身心靈全方位療癒策略

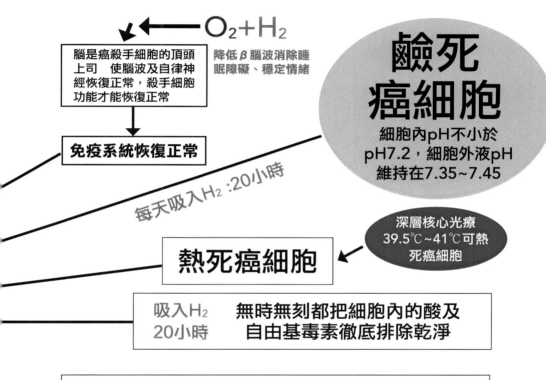

O_2+H_2

腦是癌殺手細胞的頂頭上司　使腦波及自律神經恢復正常，殺手細胞功能才能恢復正常

降低 β 腦波消除睡眠障礙、穩定情緒

鹼死癌細胞
細胞內pH不小於pH7.2，細胞外液pH維持在7.35~7.45

免疫系統恢復正常

每天吸入 H_2 :20小時

深層核心光療 39.5℃~41℃可熱死癌細胞

熱死癌細胞

吸入 H_2 20小時　無時無刻都把細胞內的酸及自由基毒素徹底排除乾淨

任何負面思想都會導致神經末稍釋放出會抑制較于細胞戰鬥力的神經傳送素，如腎上腺素，甲腎上腺素等化學物質

秘抑交感神經活性平升副交感神經活性、神閒氣定、身心靈合一《黃帝內經》陰平陽秘經神乃至、陰陽離絕、精氣乃絕

H_2可降低異常 β 緊張腦波，提升 α 、 θ 、 δ 腦波使人放鬆，情緒穩定、好眠、少夢

定期做腦波自律神經檢測追蹤

王群光自然診所
886-2-23671086

癌症自然療法的處方

1. 低/斷醣生酮飲食為主軸。
2. 靜脈注射大劑量（20公克以上）維他命C（VitC）。
3. 吸水電解氫氧氣，持續吸入，每日都達到排酸與自由基的黃金交叉點。
4. 中胚層光療。
5. 深層核心冷光療。

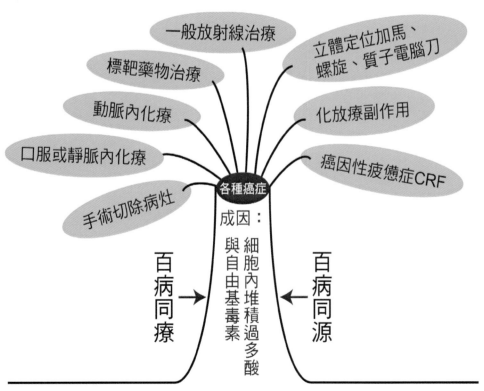

巨量VitC、低/斷醣生酮飲食、H2、奈米冷熱光療

低/斷醣生酮飲食為軸心

有一説，癌細胞喜歡吃糖（葡萄糖），也只會利用葡萄糖，如果人不吃糖（醣），就可以餓死癌細胞，這説法有些牽強，斷醣是有效的治療方法，但其機轉是不是把癌細胞餓死呢，是需要探討一下的。

如果能把血糖降到0，那癌細胞肯定是必死無疑的，然而，人就算完全不吃任何碳水化合物、澱粉，血液中的葡萄糖至少還是必須維持在55mg~75mg/dl之間，因為蛋白質會轉換成葡萄糖。

斷醣餓死癌細胞説，並不是被所有人採納，但是斷醣生酮飲食又確實對癌症患者，有意想不到的效果，可見必有其他機轉存在。

低/斷醣生酮飲食可減酸排酸

1931年，諾貝爾獎得主因為提出癌症之所以發生，是因為細胞內累積了太多的酸，細胞內正常的酸鹼質是pH7.2，偏微鹼性，如果細胞內過酸，正常細胞活不下去，正常細胞只好自我突變，成為喜歡且適應酸性環境的細胞，並超出免疫系統的監控，那就是癌細胞。

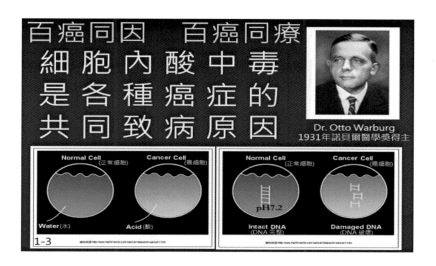

2012年，有一本《Cancer a metabolic disease》（癌症是一種新陳代謝疾病）的書問世，也就是說，酸與自由基堆積在細胞內，是細胞癌變的一大因素，這說法已為醫學界所公認。

跟葡萄糖相比，脂肪酸（酮體）燃燒產生比較少的酸及自由基，其產生能量ATP的效能，比燃燒葡萄糖增加了27%。

人吃了足夠的必須脂肪酸之後，細胞膜的品質改善了，細胞膜的排污管也改善，排除酸與自由基的功能變好，這些都可已經由定量檢測尿液中的酸與自由基濃度來得到印證。

若再加上同時吸入氫氣，更可以強制性排酸與自由基。每天都把細胞內的酸及自由基排得一乾二淨，達到排酸與排自由基的黃金交叉點，是癌症自然療法的最重要關鍵。

BHB酮體是很強的抗發炎物質

人在以碳水化合物為主食時，身體細胞很少在燃燒脂肪，因此也就很少產生BHB酮體。

一旦斷醣後，細胞沒有葡萄糖可用，就只好改為把燒脂肪變成BHB酮體來燃燒，人體中有一種叫NLRP3發炎體（inflammasome）的物質，是誘發身體發炎的元兇，而BHB正好能夠阻斷NLRP3所誘發的發炎反應，其反應作用如下：

NLRP3發炎體（inflammasome）→ inflammation（發炎）

癌殺手細胞（NKT-cells）換裝更有效率的燃料。人改成斷醣生酮飲食之後，人感覺更有精神，耐力更好，免疫系統細胞全面更換燃料系統之後，效率更好是必然的，尤其是在第一線作戰負責殺癌細胞的NKT-cells，勢必更有戰鬥力。

高劑量維生素C

維生素C的劑量，各派說法差異很大，自然醫學界普遍採用高

劑量維生素C口服或靜脈注射。成人每次注射劑量約20公克，每星期注射2~3次，除了腎功能不良者為禁忌以外，未聞有不良反應，口服維生素C亦可，但吃大劑量時，可能會胃腸不適，多餘的維生素C可經由腎臟排出體外，可隔日注射。成人最低劑量為20公克，增加至每公斤體重1公克亦為安全劑量。

氫氣（H₂）自行體驗吸入

日本在2016年12月1日，已將氫氣列為醫療氣體為醫學中心、加護病房、急診室必備，但在台灣還不是，因此在台灣，只能建議患者自行找到水解氫氧機來在家使用，而不可能在醫療機構中使用。

水電解氫氧氣（H₂）被吸入人體後，H₂會在細胞粒腺體中，與氧氣結合再形成水。

這種水叫內源性水（Endogenous water），可以把細胞內的酸及自由基，沖洗出細胞外。有一精神分裂患者，尿液的酸鹼為pH8，表示細胞的酸累積在細胞內，導致細胞內酸中毒（pH＜7.2），同時尿液中酸性物質不足，才呈現鹼性（中性為pH7），他吸入H₂後，細胞內的酸性物質被排放到細胞外，再排到尿中，因此尿液變酸了，呈現pH5，自由基也同時被沖出細胞，進入尿液中，呈現深紅色。

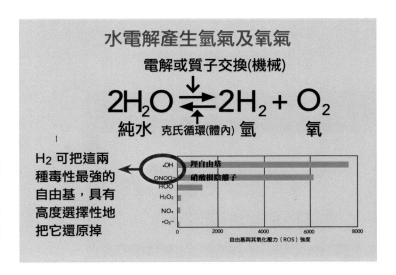

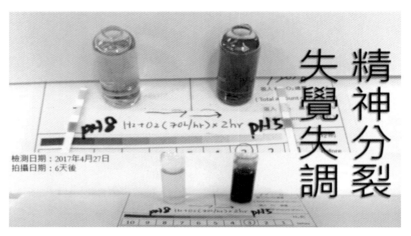

氫氣（H_2）是一種具有高度選擇性的還原劑。人體內有許多種類的活性氧，有些活性氧是具有良好生物活性，是人體所必需的，但有一些對人體有毒性的活性氧，例如羥自由基（OH^-）及硝酸根陰離子（$ONOO-$），也叫毒性自由基，而氫氣對以上這兩種毒性自由基具有高度選擇性，它只會把那些毒性自由基還原掉，但是對上圖下方的有生物活性的好活性氧上並不會干擾。

H_2有良好的抗氧化功效，做一個簡單的試驗即可證明。

a.鐵釘加水後，會生鏽。

b.鐵釘加水再灌入氫氣，封緊不漏氣，經過長時間都不會生鏽。

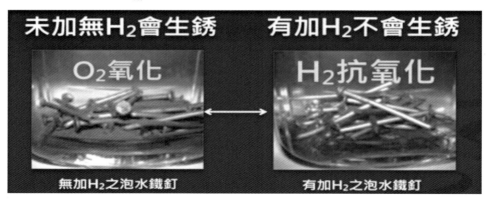

案例一 乾癬患者

　　有一位32歲乾癬患者，其吸入H₂前的尿液酸鹼值為pH8，自由基讀數為 "1"，吸完一小時H₂後，尿液的酸鹼值由8降為pH7，表示有些酸被強制排到尿液中，而自由基的讀數，也由吸H₂前的 "1" 升高到 "10"，尿液自由基檢測的紅色越濃，表示自由基越多。

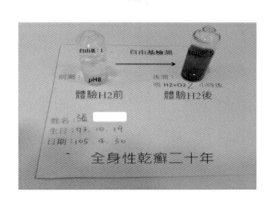

案例二 大腸癌患者

　　有一位大腸癌患者，吸H₂前的尿液酸鹼值為pH8，吸入H₂後，降為pH5.5，而自由基也由吸入H₂之前的淺紅色變為深紅色，表示自由基被H₂強制由細胞內排放出細胞外，再進入尿液中。

　　把上述尿液檢測樣品擱置，令其反應一段時間後再觀察，發現吸H₂後的自由基沉澱物明顯變成深濃色。

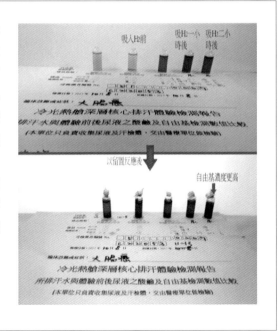

中胚層光療

採用750nm～1000nm的NIR光，可穿透組織激發調整細胞內的DNA，RNA，直接促進細胞的自噬（autophagy）及粒腺體自癒（Metabolic Metabolic Therapy, MMT）作用，對於各種紅腫熱痛發炎性疾病及癌疼痛可迅速緩解，對於女性妊娠紋之消除尤其有神奇的作用。

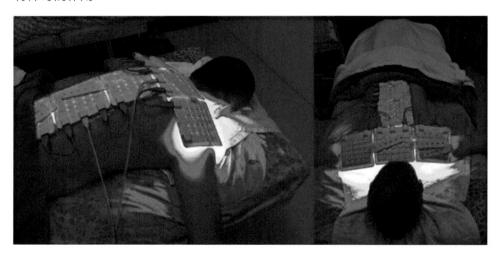

深層核心冷光療

一般遠紅外線艙內的溫度高達65℃，把熱經由輻射傳給人體，但是冷光的原理，卻是利用800nm～1400nm（奈米）的光波，使人體內部自行把光能轉換成熱能，使人體舌下溫度升高到40～41℃，巨大量流汗。

人體正常細胞能承受43℃以下溫度，但是癌細胞不耐熱，在試管中的癌細胞，溫度一旦超過39.5℃，就有癌細胞開始凋亡，若＞41℃，則癌細胞就死光。

溫度每升高1℃，免疫系統功能就可提升30%，同時可逼迫細

胞嘔吐，把細胞內的酸及自由基都排到細胞外，進入尿液及汗中，排出體外。

　　如圖所示，其尿液酸鹼值原來是pH7.5，做完深層核心冷光熱療後，細胞的酸被排出來了，尿液降為pH5.5，尿液及汗水中的自由基也都變得更深濃，表示自由基被排出來不少。

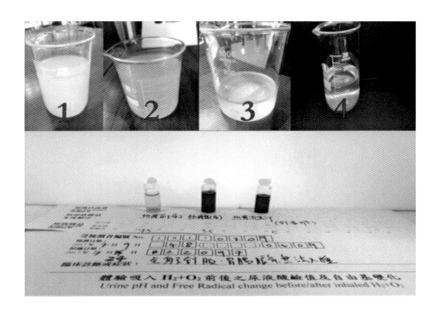

體驗吸入 H₂+O₂ 前後之尿液酸鹼值及自由基變化
Urine pH and Free Radical change before/after inhaled H₂/O₂

每日達到排酸與自由基的黃金交叉點

　　人限/斷醣以後，細胞燃燒脂肪前，需由肝臟先把脂肪切成小分子的酮體，其中含量最多的BHB酮體，有阻斷細胞內因NLRP3（inflammasome）所誘發的發炎反應之作用，BHB具有類似細胞內滅火器的作用，把細胞內發「炎」的熊熊烈火打熄。

　　發炎之火被BHB熄滅後，再經由持續吸入氫氣（H₂），產生更多的細胞內水，把酸及自由基排得一乾二淨，排到細胞內再也沒有酸及自由基可排，而達到兩者的黃金交叉點。

再經由中胚層光療，深層核心冷光療及Vit C.注射，使人每天都把體內的酸與自由基排得一乾二淨 。

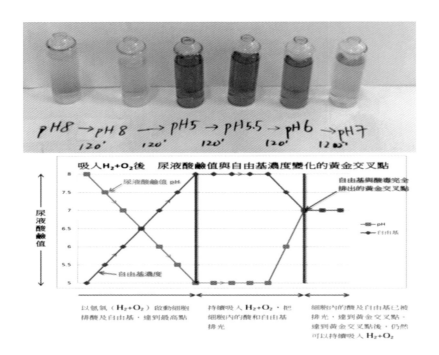

以上結合超高科技的癌症綜合性實證自然療法，已經超出大部分中西醫師的想像，稱它未來醫學，一點都不誇張。

案例一　**癌症自然療法**

基本資料：陳××，女，62歲

初診日期：2017年2月15日

診斷：1.左肺腺癌，2.併發腦轉移，3.併發同側肺擴散

病史：

1.她於2016年9月8日被診斷出左肺腺癌末期，併發腦轉移。

2.2016年9月22日醫師幫她做了腦轉移腫瘤（6公分）切除手術。

3.肺腫瘤因已擴散，無法做手術，只能做化療。一開始化療效果不錯，但後來失控擴散，醫師告知已無法再做化療。

4.她來本診所初診時，由於癌細胞侵襲氣管，導致她持續不斷地咳嗽，極度疲累無力，看來似乎符合入住安寧病房的資格。

治療方法及效果：

1.斷醣生酮飲食。

2.Vitc 40公克，每星期注射2～3次。

3.長時間吸入氫氣。

4.後來有做核心光療。

治療經過及目前狀況：

1.她2017年2月15日初診時，極度不舒服，咳嗽不止。

2.治療一個月後，就不再咳了。

3.六個月後到醫院檢查，發現原發性肺腫瘤不但未再繼續長大，反而有縮小一些，因此接受胸腔鏡手術切除。

4.她持續在醫院追蹤，各項指標均為cancer free（沒有癌細胞）。她情況良好，體能心情完全恢復，朋友都說她比罹癌前更健康有活力。

5.我們用來治療癌症的主要自然療法是斷醣生酮飲食、Vitc及持續在家中吸入氫氣，每天把體內的酸及自由基都排得一乾二淨，達到黃金交叉點。

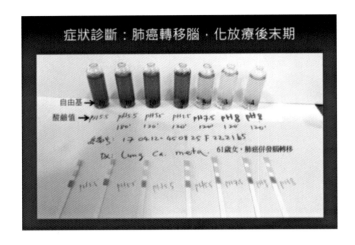

說明：

1. 她持續吸入七小時的$H_2 + O_2$（70×8 Liter/hr），每小時取尿液做酸鹼值（pH）及自由基檢測。

2. 她起初的尿液pH5.5，推測可能是來自癌細胞無氧代謝所產生的酸，但是吸入氫氣數小時後，pH逐漸升高，由pH5.5→pH5.5→pH5.5→pH5.5→pH7.5→pH8→pH8，表示再也沒有酸可排了。

3. 前四次尿液的自由基檢測結果，顯示顏色很深（該數為10），然後逐漸變淺色，表示自由基已經也被排除乾淨了，達到同時把酸及自由基排光的黃金交叉點。

4. 癌症是一種新陳代謝疾病，直接原因就指向細胞內累積了過多的酸及自由基。生酮飲食可減少酸的產生及促進排出，居功厥偉，而氫氣則可加強其效果，兩者相輔相成。

5. 2016年12月1日，日本厚生省公告氫為醫療氣體，在醫學中心都可使用H_2，但台灣卻不認同氫氣有療效，因此在台灣，H_2不可在醫院醫療機構中使用，只能在保健館中使用。

案例二　癌症自然療法

基本資料：章××，男，65歲

初診日期：2017年3月22日

診斷：1.肺腺癌，2.類風溼關節炎，3.僵直性脊椎炎

病史：

1.患者兩年前罹患肺腺癌，接受手術及化放療後又發生肺積水轉移現象。

2.手腳都有不明原因浮腫，手指腫到無法使用餐具。

治療方法及效果：

1.他接受與上述個案相近的療法，值得一提的是他吸氫氣後的效果。

2.以H_2+O_2流量 70×8 Liter/hr吸入八小時，檢測及記錄其尿液酸鹼值及自由基變化。

3.尿液檢體第0支，也就是吸氫前的尿液沉澱物（自由基）很多，隨著吸入氫氣而自由基之排出逐漸減少，到了第14及15支尿液檢體，沉澱物檢少了更多，表示細胞內的自由基被排光了。

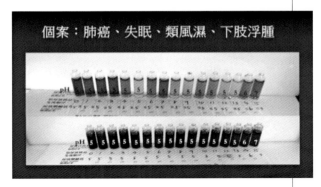

個案：肺癌、失眠、類風濕、下肢浮腫

4.尿液的酸鹼值由第0支至第13支檢體，都是pH5，但是到了第14支就成為pH6，第15支pH7，表示酸與自由基同時都被排光了，達到了黃金交叉點。

5.最令人稱奇的是，其原本浮腫的手腳，經過連續八小時的大量H_2+O_2吸入後，手腳都同時消腫，恢復之前的模樣，一年內都沒有再復發。

案例三　**無病之癌的故事**

1. 有一天，門診來了一位初診患者，說是大腸癌，手術切除過，但是已經大量肺轉移，做正子掃描癌，醫師說肺部腫瘤好像「滿天星星」的多。

2. 醫師告知患者說，他可能活不過一個月，也不建議做化療。

3. 作者告知其如前述之自然療法，他就離開，未再複診。

4. 三個月後，這個「滿天星」病歷又出現在診桌上，心想不會吧！怎麼他沒來接受治療還活得好好的？只好怯怯保守的問「請問您是本人嗎？」

5. 他回答「是」，我就再問「這三個月來您有做過哪些治療呢？」他說因為家住中部，所以在地就近做了我所建議的一切治療，包括斷醣生酮飲食、Vitc注射、吸入氫氣以及深層核心熱療。

6. 一年後他又再出現，告知我他已恢復正常上班，大腸癌轉移的肺腫瘤仍保持原來的數目及大小，沒有繼續擴大。

7. 這種結果也足以令人欣慰吧，真是很好的無病之癌，與癌共存（Cancer Without Disease）的典範。

3-10

如何預防停止斷醣生酮重訓後的暴肥

斷醣生酮飲食加重訓健身是很多人瘦身的方式，但重訓後停止斷醣生酮的暴肥卻也帶來困擾，因此要有正確的運動方法和飲食搭配，才不會讓身材急速走樣。

　　斷醣生酮飲食是眾多運動員、健美先生、演藝工作人員都喜歡採用的瘦身飲食方式，若再加上重訓，可以鍛鍊出令人稱羨的肌肉，不過一旦停止加強型運動，往往身材就會急速走樣，以致肥胖擁腫到「面目全非」，那都是因為運動方式錯誤而種下的因，所結出的惡果。

　　所謂正確的運動方式，指的就是有氧運動。有氧運動只是一種能夠「促進健康」的運動，但是並無法用來訓練出一個運動比賽冠軍好手，但是用來鍛鍊出美肌倒是綽綽有餘。

　　人在做有氧運動時，是利用氧氣來直接燃燒葡萄糖與脂肪酸（酮體），一個分子的葡萄糖，可產生38個ATP能量，人體缺氧時，則是將葡萄糖變成乳酸，只產生很少（2個ATP）的能量，再加上產生乳酸堆積起來，等到氧氣足夠時，再把乳酸轉化回葡萄糖，一個名列前茅的長跑選手，其身體對於血液中高濃度乳酸的忍受能力，一定比一般人強，其實以比賽為目的強度訓練，對身體的傷害是不小的。

　　當一個人接受強制性的訓練，每天都要消耗大量能量的時候，就好比一個人的銀行帳戶被下了一個指令，指示每天必須存入多少錢，才足夠應付開支，如果設定後忘了密碼，此指令無法被取消，因此錢就會持續不斷的匯入帳戶，一個長期做不合理強烈運動，需要耗費大量體能者，腦下垂體已被植入必須儲備大量能量的指令，一旦減少或停止運動之後，脂肪還是拼命地往上堆積，這就是運動員退休後暴肥的機轉。

　　寒帶動物，經過數千萬年的演化，只有那些能在冬天降臨前，身體就儲存大量脂肪（如北極熊）的個體才能存活下來。劇烈運動固然會一時燃燒掉很多的脂肪，但是人體的生物回饋系統卻被告知，身體需要的脂肪量很大，應該趕快貯存更多脂肪，由於身體的下視丘腦下垂體、松果體內分泌系統指揮中樞，已經被鍵入了無法取消的「脂肪缺很大」指令，因此才會快速累積體脂肪及內臟脂肪。這就是有很多原本以強力運動來維持身材的天王天后息影退休後，整個人膨脹（胖）了起來的原因。

做有效燃燒脂肪的有氧運動

　　大多數人都認為只要有動，就可以多燃燒脂肪，這想法雖然並沒有錯，但卻不夠精準。人做劇烈運動，動用到大肌肉之後，可促進燃脂，人運動時能否達到燃燒脂肪的目的可用心率來推測。我們必須設定在最短時間內，最有效率的來燃燒脂肪，但運動的方式必須有規範限制，否則會越運動越胖。

　　首先我們必須瞭解何謂最大的心率（Maximum Heart Rate），也就是指一個人心跳能跳到的最快的速度速率與其年齡有關，且可以用公式算出來，其公式為：220-年齡＝最大心率以一位48歲的男性為例，他的心臟能跳到的最大速率為：220-48＝172/Min，也就是說他每分鐘的最大心率為172下。

　　根據運動學專家的學術研究發現，一個人如果做大肌肉的運動時，其心跳必須維持在最大心率的60%至80%之間，才能最有效率的燃燒脂肪。這是大家所公認的，也就是說48歲男性的心跳最大心率為220-48＝172/分，其最有效率燃脂的心率下限為172X60%＝103/分，上限為172X80%＝137/分，為了避免繁瑣困擾及論述方便，一致同意把120/分訂為大部分人的理想標準心率。

　　這就是有效燃脂運動的心法，也就是基本原則，不論是做什麼運動，如登山、爬樓梯、騎腳踏車都必須符合這基本原則。

　　以室內踩腳踏車為例子說明，把腳踏車調到上坡模式，用力踩踏，使心跳到達120/分後，持續再踩踏90秒。此90秒期間，必須把心跳維持在120/分以上，心跳120/分維持90秒後，就休息30秒。

　　休息30秒後又再重覆踩踏，使心跳再度達到120/分持續90秒後，又再休息30秒，如此週而復始，每次至少共做五個循環。

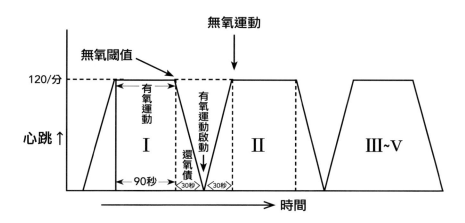

　　踩腳踏車使心跳超過120/分且維持90秒之後，必須暫停30秒的原因，乃是要利用這休息30秒的時間，好好做深呼吸，吐氣要吐得乾淨，吸氣要吸得深，好償還掉先前90秒心跳120/分期間，所欠缺的氧債，有了足夠的氧，就可以把乳酸排除掉。

持續保持有氧燃燒脂肪才不會爆肥

　　人體肌肉收縮活動或維持生命，都要用到能量ATP，ATP主要是經由燃燒葡萄糖及脂肪來產生的，在氧氣（O_2）充足時，人體會將葡萄糖及脂肪酸在克氏循環（Krebs Cycle）、電子鏈轉移（Election transport chain）及脂肪燃燒（Beta oxidation）的機轉下進行有效率的燃燒，產生ATP及二氧化碳（CO_2）。在氧氣（O_2）充足時，一個分子的葡萄糖可以產生38個ATP，燃燒16個碳的脂肪酸分子，則可以產生129個ATP，燃燒脂肪的效率，比燃燒葡萄糖增加27%。

　　當O_2供應不足時，或有緊急需要大量ATP（如100米賽跑）時，身體就會啟動TP-PC（肌酸）及Glycolytic（醣酵解）系統來產生ATP。醣酵解不需要用到O_2，但只能產生2個ATP，同時會附帶產生乳酸。運動的原則，就是要盡量把身體維持在有氧運動的狀態，葡萄糖及脂肪才能被完全燃燒，作有效率的利用，生成最少的廢棄物。

　　如果心跳超過120/分維持90秒後沒有休息30秒，而是持續踩到2、3分鐘或更久，身體就會開始行無氧呼吸，一個分子的葡萄糖在氧充足時，會完全燃燒產生38個ATP及6個CO_2，但O_2不足時，就會啟動肌酸（creatine）ATP-PC系統及乳酸系統來提供ATP，在O_2供應不足的情況下，身體的生化系統就會自動切換到利用儲存在肌肉中的醣原（Glycogen）無氧酵解來產生ATP，由醣原分解成葡萄糖，再分解成乳酸（lactic acid）產生2個ATP時，並不需要用到O_2，因此稱之為無氧醣酵解，無氧醣酵解雖然會生成2個ATP，但也會引起乳酸堆積，造成肌肉疲勞疼痛，堆積的乳酸則暫時儲存在細胞內外及血液中送回到肝臟，等休息時，氧氣足夠之後，肝臟才會再把乳酸轉換成肝醣。

　　研究顯示，一般人（非專業運動員），一旦強力運動，使心跳維持在120/分下維持90秒，就達到了人體的無氧閾值（anaerobic threshold），達到無氧閾值時，運動就成為「無氧運動」，開始啟動ATP-PC系統及乳酸系統。

如果使心跳維持在120/分下只維持90秒，快要進入無氧閾值前，就先暫停一下經由吸入更多的氧，把所欠的氧債還掉，又再開始下一輪的有氧運動。如果運動不夠激烈，心跳未提升到120/分，就不容易燃燒脂肪。

根據研究，每天或隔天做上述間歇式的運動，就可以把燃燒脂肪所需要動用到的酶及荷爾蒙動員活化起來，雖然只做了十多分鐘的燃脂啟動運動，但此被啟動的酶及荷爾蒙可持續運作40小時。其燃燒脂肪的效益跟利用同樣長的時間來做平地上的散步比較起來，前者的燃脂效率是後者的450%。

生酮飲食與有氧燃燒脂肪的搭配

葡萄糖及肝醣足夠時，以燃燒醣為優先，醣的量不足時，就會開始啟動燃燒脂肪的B-oxidation系統，在做間歇式燃脂運動前，如果先斷食16小時，先把之前吃的葡萄糖消耗掉，就可以在第一輪運動就立即進行燃燒脂肪，而不必先燃燒葡萄糖。

如果吃飽飯後才運動，必須要先把所吸收入人體內的葡萄糖消耗完畢，儲存的肝醣也消耗完之後，才會開始燃燒脂肪，因此如果想燃燒掉體內過多脂肪的話，就不可以吃飽飯後再運動，也不可以先喝BHB飲料，因為必須要等到喝下去的BHB飲料消耗到一定程度時，肝臟才會啟動將體內脂肪轉換成BHB酮體來燃燒的機制。

3-11

斷醣生酮飲食可治癒脂肪肝

脂肪肝，就是指肝細胞中堆積了大量原本不該有的脂肪，嚴重者會引發肝臟衰竭或肝癌等，而治癒脂肪肝的最有效方式就是斷醣生酮飲食。

本文所描述的脂肪肝乃是指非酒精性脂肪肝疾病（Non-alcoholic fatty liver disease, NAFLD），也就指不是因為喝酒過多所引起的脂肪肝。

所謂脂肪肝，就是指肝細胞中堆積了大量原本不該有的脂肪。顯微鏡下可以看到許多脂肪微粒，正常的肝細胞會被擠壓到一邊。

脂肪肝最壞導致肝癌

腹部超音波是診斷脂肪肝的有效工具，做了超音波檢測之後，醫師會告訴您，您的肝臟到底是屬於正常或是輕度、中度、重度脂肪肝。

脂肪肝初期，除了血液檢測肝功能指數GOT、GPT可能升高之外，並沒有明顯性症狀，。即使肝臟表面已經由正常的棕色變成深黃色，肝臟表現出現顆粒狀粗糙物，也就是肝已硬化了，也不見得能感覺到有重大不適症狀，或許只是覺得比較累而已。

不過肝臟功能已經衰竭的人，就有可能會出現下列症狀：

1.黃疸：因為肝細胞已無力處理血紅素廢棄物。

2.腹水：因肝臟已失去製造白蛋白（albumin）的能力。

3.肝昏迷：肝細胞已經失去把阿摩尼亞（Ammonia, NH$_3$）解除毒性的能力。

　　脂肪肝久了，有可能變成肝硬化，肝功能衰竭，但肝臟只要還能保有10%的功能，上述黃疸、腹水、肝昏迷的症狀就不見得會顯現，不過到了肝衰竭症狀出現之後，大多就屬於不可逆，往往就已經無力可回天了，這正是脂肪肝可怕之處，有些人還會引發肝癌。

由脂肪肝到肝臟衰竭肝癌

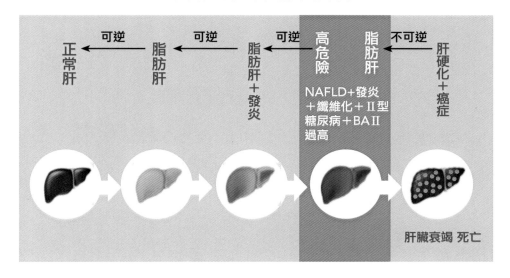

治癒脂肪肝的最有效方式：斷醣生酮飲食

　　人吃了過量的碳水化合物、澱粉，會分解成葡萄糖。過多的葡萄糖，在胰島素的作用下，會行脂肪合成作用，轉變成脂肪，脂肪若儲存到皮下脂肪細胞，就是肥胖，儲存到肝臟就成為脂肪肝。

　　只要能執行斷醣飲食，少了葡萄糖，就可以切斷脂肪囤積的來源，使脂肪不再堆積在肝臟。葡萄糖的攝取一旦受限，胰臟就會減少胰島素的分泌，反而升高昇糖素（Glucagon）的分泌，昇糖素可以促進脂肪分解，也就是生酮作用。

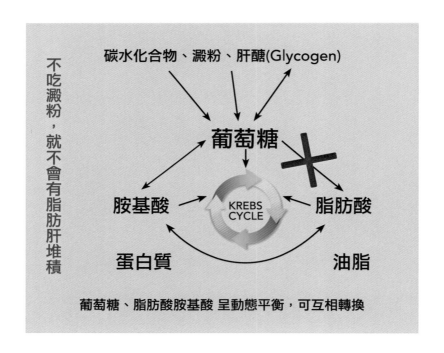

　　必須注意的是，肥胖者或重度脂肪肝者，除了斷醣，油脂的攝取也要大幅度減量，否則如果每天脂肪還是吃太多的話，由葡萄糖轉換來的脂肪雖然不再增加，原本堆積在肝臟內的脂肪，卻也不容易被消耗掉。

　　人所吃下的蛋白質，有一半會轉換成葡萄糖，因此妄想靠吃肉來減肥，那只會越減越肥。

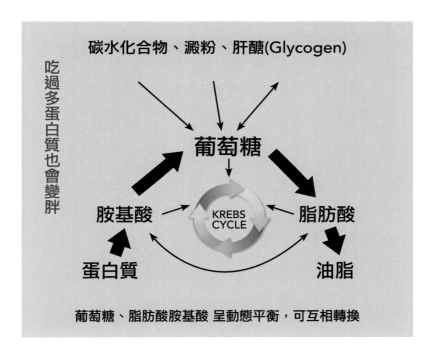

吃過多蛋白質也會變胖

碳水化合物、澱粉、肝醣(Glycogen)

葡萄糖

胺基酸

KREBS CYCLE

脂肪酸

蛋白質

油脂

葡萄糖、脂肪酸胺基酸 呈動態平衡，可互相轉換

　　人的脂肪肝都是吃出來的疾病，因為澱粉、碳水化合物吃過多，大量吃肉、蛋白質過量也會引發脂肪肝，因為所吃下的蛋白質有50%轉變成葡萄糖，葡萄糖轉換成脂肪。

　　果糖吃太多，更容易引起脂肪肝，雖然果糖在分子式上，跟葡萄糖是一樣的，但是因為立體結構並不同，人體並無法利用果糖來作為能量，只能交由肝臟把它「無害化」，轉變成脂肪囤積在肝臟，成為儲存在肝臟中的垃圾。

3-12

以斷醣生酮治癒自體免疫疾病

自體免疫疾病是一種令醫生很頭痛的疾病,其發病的原因乃是因為免疫系統細胞失控失常了,嚴格斷醣生酮飲食是自然療法中必要的手段,療效顯著。

自體免疫疾病是一種令醫生很頭痛的疾病。其發病的原因乃是因為免疫系統細胞失控失常了,進而叛變,製造出對抗自己身體蛋白質的抗體,或磷脂等的抗體,因而引發各個細胞、器官、系統的疾病,嚴格的說來,幾乎每一種器官細胞都有可能發生自體免疫疾病。

自體免疫疾病的種類

器官特異性自體免疫疾病：
橘本氏甲狀腺炎
甲狀腺功能亢進
葛瑞夫氏症
慢性潰瘍性節腸炎 (克隆氏症 Crohn's disease)
慢性萎縮性胃炎
原發性膽汁性肝硬化
自體免疫肝炎
自體免疫胰臟炎
胰島素依賴型糖尿病 (第一型)
多發性腦脊髓硬化症
急性多發性神經炎
芭蕾手舞足蹈症候群 (Gullain Barre Syndrome, GBS)
內耳自體免疫疾病
自體免疫蕁麻疹
自體免疫異位性皮膚炎
自體免疫黃體素皮膚炎
皮膚乾癬
乾癬性關節炎
天疱瘡
類天疱瘡
虹膜炎

乾眼症
愛迪生氏症
原發性腎上腺皮質萎縮
惡性貧血
再生不良性貧血
自發性血小板缺乏紫斑症
重症肌無力
腎病症候群 (Nephrotic Syndrome)

系統性自發免疫疾病，又稱為膠原病 (Collagen disease)
類風溼性關節炎 (Rheumatoid Arthritis, R.A.)
系統性紅斑狼瘡 (S.L.E.)
新生兒紅斑性狼瘡 (N.L.E.)
僵直性脊椎炎 (Ankylosing spondylitis, A.S.)
多發性肌炎 (Polymyositis)
皮肌炎 (Dermatomyositis)
雷諾氏症現象 (Raynaud's phenomenon)
貝西氏病或稱白塞氏病 (Behcet's Disease)
乾燥症候群 (Sjogrens syndrome, S.S.)
硬皮症 (Scleroderma, P.S.S.)
混合結締組織病 (M.T.C.D.)
漸進壞死性黃色肉芽 (Necrobiotic Xanthogranuloma)

自體免疫疾病的藥物治療

　　疾病確診後，西醫師就會開出藥物給患者吃，不論是被診斷成哪一種自體免疫疾病，醫師所開出來治療的藥物，都大同小異，常見使用的西藥不外乎下列數種：

自體免疫疾病常用西藥

1.類固醇：prednesolone。
2.奎寧：quinine。
3.免疫抑制劑：cyclosporin、imuran等。
4.細胞分裂抑制劑：MTX（滅殺除癌錠）（抑制DNA RNA蛋白質合成）。

　　不論是哪一種自體免疫疾病，西醫師所開出來的藥，不外乎是上述的那幾樣而已，只是看病情的輕重來增減或調整。

自體免疫疾病的常規自然療癒法

　　自體免疫疾病的種類雖然很多，但中道自然醫學對自體免疫疾病的治療亦大同小異，大約如下：

1.抽血檢測專一性IgGE抗體，找出不可以吃（會引起發炎）的食物，進而避食之。
2.執行嚴格斷醣生酮飲食，俾使肝臟能自行製造出具有阻斷NLRP3發炎體（inflammasome）所引起發炎的抗發炎BHB酮體，等於逼迫肝臟的抗發炎藥物製藥廠全面動工（見圖表3-2）。
3.巨量維生素C靜脈注射，自體免疫疾病也是一種膠原病（collagen disease），注射大量（0.3公克/kg/2day起跳）維他命C，可以促成膠原蛋白大量合成，效果顯著。
4.Omega-3必需脂肪酸每日至少20公克，再加上總脂肪攝取量，每日達到每天每公斤體重1.5c.c.（1.5c.c./kg/day）。

5. 吸入氫氣（Hydrogen），產氫量至少在每分鐘500c.c.以上
（500c.c./minute），每天把體內（細胞內）的酸及自由基，都
排得一乾二淨，可經由檢測尿液中的酸鹼值（pH）及自由基濃
度來得到證明。（註：氫氣在日本被列為醫療氣體，但台灣還不
是，故在台灣地區，H_2不可在正式醫療院所中使用，只能自行在
自宅裡或保健館中使用。）

案例一　重症肌無力、胃食道逆流、憂鬱症

基本資料：張××，女，38歲

初診日期：2013/8/16

主訴：重症肌無力

　　治療經過結果：她被診斷為重症肌無力已三年了，起初吃大力丸
（mestinon）西藥，因效果不好，醫師就改開類固醇，結果引發嚴重胃
食道逆流，全食道長霉菌，完全無法吃東西，甚至吞口水都會痛，又併
發憂鬱症，經過中道自然療法及生酮飲食治療半年後就痊癒。

　　初診迄今已四年多，未曾再發病。茲將其初診時及一年半後之血液
**IgGE抗體檢測報告出示如下，顯示經過治療後，其異常環境及食物抗體
已降低。**

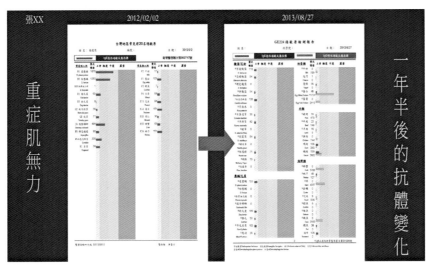

張 ×× 小姐初診時及一年半後之 IgGE 抗體報告比較

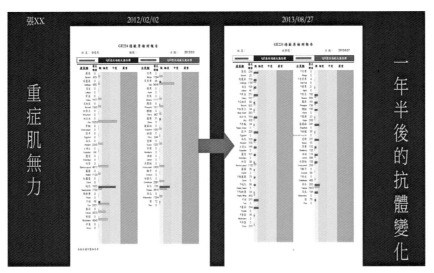

張 ×× 小姐初診時及一年半後之 IgGE 抗體檢測報告比較，其異常環境及食物 抗體已降低。

案例二 胸腺瘤、重症肌無力

基本資料：吳××，女，40歲

初診日期：2017/4/21

主訴：重症肌無力、下半身無力

她同時罹患胸腺瘤及重症肌無力，手術將5cm×5cm的胸腺瘤切除後，重症肌無力症狀並未改善，只能依賴吃大力丸（mestinin）來暫時緩解症狀，藥量持續增加到最大劑量，到最後mestion也瀕臨失效，她經常下半身無法動彈。

2017年4月26日，進行第一次H_2體驗八小時，流量為28Liter $H_2＋O_2$/hr.，到了最後，她尿液中的自由基被排光了。

第二次是在2017年5月8號，她體驗H_2後，很快就把體內的酸排光了）。

吳 ×× 女士體內的自由基被 H_2 排光

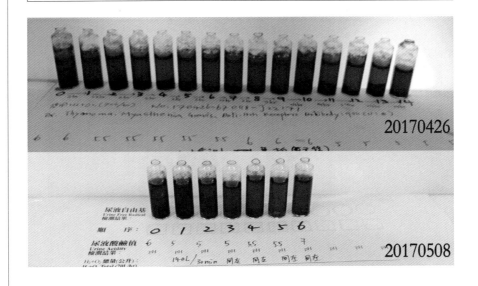

　　由於她家住南部屏東，自2017年5月8日後，就沒有再來過台北看門診。直到2017年12月底，有一位阿嬤帶小孫子來看嚴重的異位性皮膚炎，她在介紹人欄上填了這位重症肌無力患者吳小姐的名字。原來該患者是他的媳婦，追問之下，原來這位重症肌無力患者已經「痊癒」，還去上班了，她已經不必吃任何西藥，連Ach接受體抗體，也由900降到0.2nmol/L以下，這位患者，她仍持續在執行斷醣生酮飲食及在睡眠中也配戴鼻吸管吸入氫氣。根據以往經驗，如果她能持之以恒，再發的機率應該不大。

案例三 重症肌無力、複視、吞嚥困難

基本資料：章××，女，17歲

初診日期：2018/2/27

　　主訴及治療經過：她被診斷為重症肌無力，Ach接受體的抗體為462nm/L，除了眼皮張不開，還有吞嚥困難以及複視。她只吃了第一顆大力丸（mestinon）西藥，就發生強烈的頻尿副作用，一小時之內要上廁所小便十多次，因此不敢再吃，醫師說那只好吃類固醇了。

　　她接受維生素C 20公克注射以及吸入H_2一小時後，尿液的酸鹼值就由pH8降到pH6，尿液自由基檢測也由吸入H_2前的淺色變成吸入氫氣後的深色，表示身體裡面的酸及自由基都被排出來了。

　　檢測前後，3D腦波（3D EEG）及自律神經活性（HRV）都有明顯的改變。

　　這位同學說他吸了H_2，注射了維生素C之後，複視的症狀頓然消失，母親高興得眼淚都掉出來了。

　　第二天安排她做長時間吸氫氣，並每小時驗一次尿，發現她很快就把體內的酸排得一乾二淨，排到再也沒有酸好排，當天排乾淨時的感覺非常好，幾乎回到發病前般正常。

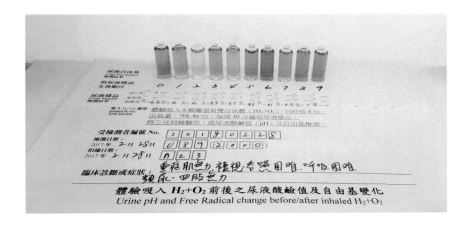

體驗吸入 H_2+O_2 前後之尿液酸鹼值及自由基變化
Urine pH and Free Radical change before/after inhaled H_2+O_2

案例四　硬皮症＋雷諾氏症

基本資料：陳××，女，61歲　　初診日期：2013/5/18
診斷：硬皮症、雷諾氏症　　　　主症狀：手腳冰冷、下肢水腫

　　病史及治療經過：患者從小在冬天手腳就易冰冷，十年前被診斷出有硬皮症，一直持續接受西醫治療。近三年沒有再服用西藥，病情雖然沒有惡化，但也沒有好轉，因為四肢依然經年冰冷、發紫。2013年6月1日初診時，我們發現她的手指溫度只有23.9℃，但額溫卻有36.8℃，額指溫相差13.9℃（正常人額指溫差應小於1℃），皮膚硬而無彈性，像被繃緊在鼓面的鼓皮。HRV檢測顯示自律神經整體活性，交感神經及副交感神經活性均極低，3D EEG立體腦波也有廣泛性放電的β腦波出現。

　　經過常醣生酮飲食治療，她2013年6月29日複診時，手腳已不再冰冷，手指發紫現象也消失了。皮膚外觀雖沒有改變，但手指觸感變得比較有彈性。2013年6月29日所做的HRV報告，顯示自律神經也恢復正常，3D EEG立體腦波突檢測，則顯示先前異常放電的腦波也大幅度降低接近正常了。迄2017年底，仍未再復發。

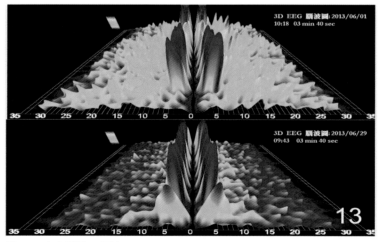

陳 ×× 女士相隔 28 天之 3D EGG

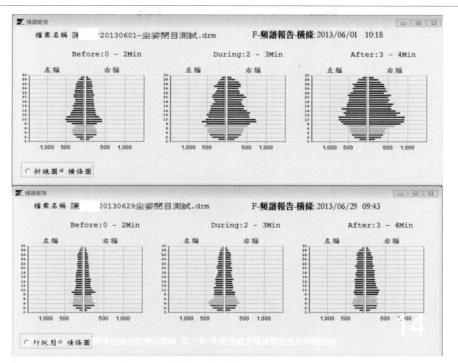

陳×× 女士相隔 28 天之 **3D EDD** 頻譜報告比較

硬皮症、雷諾氏症

腦波	左腦			右腦		
	2013/06/01	2013/06/29	右側二次腦電波強度差	2013/06/01	2013/06/29	右側二次腦波強度差
α	1648	711	937	1868	747	1121
β	926	458	468	999	436	563
θ	1240	844	396	1201	840	361
δ	821	645	176	726	636	90
腦電波總強度	4635	2658	1977	4794	2659	2135

陳×× 女士相隔 28 天之 $\alpha\,\beta\,\theta\,\delta$ 腦波強度消長

案例五　自體免疫異位性皮膚炎＋糖尿病

基本資料：葉××，男，50歲

初診日期：2017/5/6

主訴：異位性皮膚，癢到難以入睡

　　有一位50歲被診斷糖尿病及自體免疫異位性皮膚炎患者，每天都癢到無法入睡，建議他做斷醣生酮飲食，注射維生素C及吸入巨量氫氣。第二天皮膚癢就降低了九成。持續強化治療七天後，就改為自行在家療養吸氫，不必再做維生素C注射，改為口服，迄今未再復發。

葉 ×× 之排酸自由基記錄

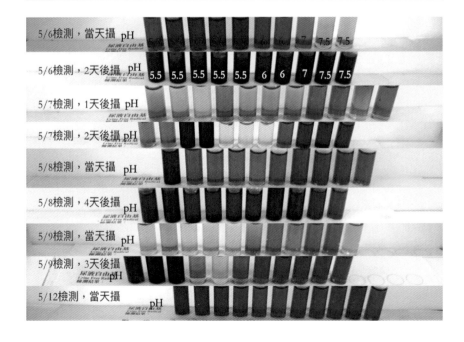

案例六 **乾眼症**

基本資料：呂××，女，32歲　　初診日期：2018/3/2

主訴：眼睛乾澀　　　　　　　診斷：乾眼症

病史及治療經過：患者主訴乾眼症症狀嚴重，吃藥沒效果，點一般人工淚液也無法改善，醫院只好幫他抽血離心取血清，幫她量身打造個人專屬的人工淚液，情況才稍有改善。

在門診有給她喝一杯30c.c.的Omega-3星星果油，然後靜脈注射20公克維生素C，再請他自行到診所外的民間保健館吸入兩小時的水電解氫氧氣（$2H_2+O_2$）。

第二天一大早接到她電話來感謝，她興奮的說奇蹟發生了，醒來竟然發現自己的眼睛是濕潤的，不必再點自己的血清淚液了。這種情況，作者見多了，一點都不覺得意外，甚至可以說都在預料之中。

案例七 **類風濕關節炎**

基本資料：曾××，女，51歲

初診日期：2017/7/8　　主訴：左膝及右髖關節類風濕關節炎

治療經過結果：她初診時，雙腋下撐了拐杖，進入診間。主訴被診斷為類風濕關節炎已經一年多了，但是她不敢吃類固醇，只吃了一些止痛藥硬撐。經過斷醣高油生酮、維生素C每週注射2次，睡眠中持續吸入H_2，每天都把酸及自由基排得一乾二淨，她都自行直接去注射Vit C，很少來複診，直到有一天搭同電梯，見她雙手空空，問她怎麼沒有拿拐杖，她自信驕傲地說：我都好啦，還示範她原本僵直的膝關節給我看，像這一類的「奇蹟」經常都在發生，由於見多了，員工們久了也就都見怪不怪了。

3-13

巴金森氏症治療後健步如飛

一般醫療對於巴金森氏症的治療成效不彰，但是我們採用的自然療法，重在修復腦神經所需要的細胞原料及做低醣生酮飲食，效果令人滿意。

退化性腦部疾病以巴金森及阿茲海默症最常見。來求診者，大都已被大型醫院確診，並已接受多年治療者，因此我們只幫患者做3D腦波（3D EEG）及自律神經檢測（HRV），就直接抽血，檢驗血液中是否有過高的專一性IgG、IgE抗體再做治療。

我們對於所有的退化性、發炎性腦部疾病，都採用同一療法。皆是抽血檢驗食物抗體（空氣食物護照）並給予修復腦神經所需要的細胞原料及做低醣生酮飲食，並請患者自行到診所外的民間保健館吸$H_2 + O_2$，完全不開任何藥物。

這種療法對初期巴金森氏症治療效果，非常令人滿意。但若是腦細胞已死亡及腦萎縮者則效果不明顯。

案例一　**巴金森氏症（Parkisonism）**

姓名：馬XX　年齡：86歲　性別：女
診斷：巴金森氏症及退化性關節炎、青光眼、重聽
註：馬女士之女台大醫院退休護士，她非常樂意現身說法分享其經驗。

診療經過：
患者馬女士於2014年4月28日初診時，面無表情、說話反應慢、重聽，且聲調平板，為典型的巴金森氏症。

　　7月3日複診，第2分28秒的3D EEG檢測，出現巴金森氏症常見的典型異常腦波，吸入H_2+O_2一小時後，此異常β腦波就立即全面降低，我們稱之為Hydrogen challenge Test positive，我們把這種對H_2+O_2有良好反應的患者，列為預後良好（good prognosis）的群組。馬女士服用中道自然療法配方加上每天吸入H_2+O_2三個月後，還跟團去日本旅行，走路健步如飛，講話風趣表情豐富，成為該團風頭最健的人。

　　2014年11月在一聯誼會場合見到馬女士，只見她說話聲如洪鐘、滔滔不絕，對於這位巴金森氏症老人能恢復正常，內心實在感到欣慰無比。

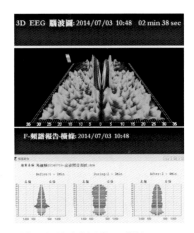

馬女士初診時之異常 β 腦波

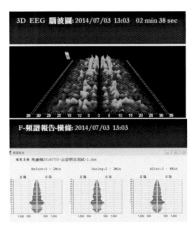

馬女士初診時體驗 H_2+O_2，一小時後異常 β 波恢復正常

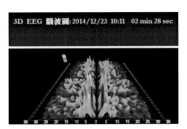

馬女士 2014/12/23 之腦波圖

馬女士之系列 HRV 自律神經檢測報告

　　馬女士在2014年12月23日追蹤的3D EEG腦波檢測，EEG腦波圖表現相當正常。馬女士之系列HRV自律神經表現亦全面改善，神經活性相當於60歲（實際年齡86歲）。

　　「我有巴金森氏症、退化性關節炎、高血壓及耳鳴、重聽，已服用巴金森氏症西藥15年及每半年膝蓋需注射玻尿酸治療，才不會痛到無法行走，6年前因右眼白內障已換過人工水晶體，視力從0.3進步到0.5。但右眼仍有不明原因的不定時疼痛困擾，醫生說右眼的視神經已退化超過90%以上，不可能恢復了。

　　2年半前跌倒左手骨折，才發現雙眼有因虹彩炎而引發的青光眼，長期滴類固醇消炎眼藥水未見改善，故左眼視力只有0.3，一直無法作人工水晶體置換術，到夜晚看東西特別費力。

　　多年以來除了吃西藥，還吃許多天然健康食品調養身體，四肢顫抖和小碎步現象已有改善，經西醫指示停用巴金森氏症藥物，以為病已經好了，晚上睡眠有改善，但半夜仍常要跑廁所。膝蓋痛亦有改善，但天氣變壞時仍會痛，緊張時嘴唇仍會不自主顫動和表情木訥，反應較慢且很健忘。

　　2014年6月經好友介紹去王群光自然診所看診，做立體腦波和自律神經檢查，仍呈現巴金森氏症腦細胞亂放電的腦波，經吸氫氧氣H2+O2半小時後，腦波明顯改善為正常腦波。我每天努力用保養品加上吸氫氧氣1～2小時，4個多月後記憶力明顯改善了，晚上一覺到天亮，不用起來上廁所、虹彩炎痊癒，左眼順利完成人工水晶體置換手術，4天後回診檢查，傷口癒合很好，連醫生都覺得意外。現在看東西好清楚，雙眼眼壓都在正常範圍內，右眼視力亦從0.5進步到0.7。以前右膝每半年要打一次玻尿酸，不到6個月膝蓋就會痛，就知道要去醫院打針了，現已超過8個月不用打針，也不會痛，每天自己一個人出去走路，逛街6小時也不覺得累，腳也不痛，每天心情都很好，都想愉快的事，還想起唱台灣老歌，臉部表情也自然多了，反應比以前快。聽力也改善很多，跟人聊天不會再雞同鴨講了。以前我聽不清楚電話中的聲音，現在可講電話2小時以上，最近一次回診，王院長說自律神經檢查結果回復到60歲了，我好高興啊！」

3-14

以常醣生酮飲食治癒妥瑞（抽動）與過動症

作者在以自然療法治療妥瑞、過動症方面已有十餘年的臨床經驗，治癒率達95%，治療的方法就是首先避開過敏原食物，最重要的是採用常醣常油生酮飲食，甜食通常會加劇其症狀，因此禁食甜食飲料糕點是有絕對必要的。

妥瑞症的症狀

按照症狀來分，妥瑞症的症狀可分為動作型tics及聲語型tics，端視那個部分的腦回受損而定。不論是由於控制頭臉頸及四肢軀幹的異常肌肉收縮所產生的動作，或是由於控制發聲器官的肌肉收縮所發出的聲音，英文統一都稱之為tics，有人把tics翻譯成「抽動症」，「抽動」在中文中的字義是指用眼睛能看得到的動作，但如果只是發出用耳朵聽到的怪聲，並沒有中文語意中的「抽動」啊！因此tic這個英文字，很難在信雅達的原則上翻譯成中文，因此傾向不翻譯，而是延用原文tics，tics可分為動作型tics或聲語型tics，有這兩種tics的患者都統稱之為有妥瑞症（Tourette's Syndrome）。這疾病是由Dr.Tourette首次發表的，故以其名字來命名。台灣習稱之為「妥瑞症」，中國大陸是稱之為「抽動症」。

動作型tics：是一種突然的短暫的、無特殊意義的不由自主、用意志力也阻止不了的動作，如眨眼、裝鬼臉、噘嘴、聳肩、伸舌頭、揮舞上肢、下肢亂動，鼻子抽動、搖頭晃腦、緊縮肚皮、手指移動、跺腳、整個人上下跳個不停，嚴重者甚至不停的扭動四肢及軀幹，導致無法正常上學、進食、如廁。

聲語型tics：有如清喉嚨、咳嗽、吐口水、發出尖叫聲、狗叫

聲以及其他各種聲音，也有罵「幹」或其他粗口穢語，甚至聽到鳥、狗、貓等動物叫聲後，就會學著改變叫聲等。

大多數患者tics的型態都很固定，甚至妥瑞症發作多年而一直未曾改變tics之型態。有的人是單純動作tics、單純聲語tics，也有人是動作聲語兩者同時合併發生，也有些人的tics一直在改變，這是因為被波及的腦回部位也不停的改變所導致，就好比人的異位性皮膚炎發在哪裡就哪裡癢，如手癢、腳癢、背癢。

注意力不足過動症ADHD

注意力不足過動症（Attention Deficit Hyperactivity Disorder, ADHD）有三大類核心症狀：

1.注意力不集中（Inattention）

易被教室窗外風景、同學說話的聲音等所吸引，而分散注意力，無法專心聽老師講課，正常兒童有自我抑制能力，但ADHD兒童即使不斷地耳提面命或指責，也無法改善其表現，所以在老師眼中，有些ADHD的小孩是一個非常漫不經心的學生。

2.過動（Hyperactivity）

有些ADHD兒童會未經許可就擅自離開座位、到處跑跑跳跳，就算坐著，也會不停的擺動手腳，活動量比一般正常兒童大很多，如果被逼需要長時間保持不動，他們會感覺非常不自在，似乎非要動一下不可。這種過動的情形不論在任何場合，只要他眼睛一張開醒來，就會想要動，除了動作，有時也會說出不該說的不得體的話。卻無法接受教導而抑制改善，而ADHD兒童的生氣、挫折感、傷心、高興等情緒性反應表現，也會比一般兒童來得更頻繁及強烈，老師常會在寫給家長的聯絡簿上寫滿各種意外狀況，有些ADHD兒童在老師心目中是個問題學生。

3.衝動（Impulsivity）

　　衝動性是指在抑制反應上有困難，在尚未深入思考前，就會做出一些衝動的行為。ADHD兒童雖然能了解必須遵守紀律，但他卻忍不住想動，所以才會衝動地做出令人意外，甚至違規違法的行為。根據作者之前當法院榮譽觀護人的經驗，發現有很多被關在監獄中的暴力犯受刑人都有ADHD衝動的特徵。

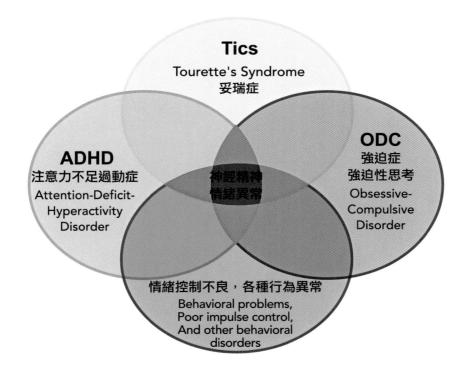

妥瑞及ADHD的併發症

妥瑞症乃是因為主管隨意肌（Voluntary Motor Function）的腦回發炎，如果發炎只侷限在此腦回，就成為單純性的tics，並不會併發注意力不集中、過動、強迫症、學習障礙、情緒低落等。大部分單純性妥瑞症患者，除了會有動作型tic及聲音型tic之外，跟一般正常兒童並沒有兩樣，因此大部分單純型妥瑞症患者都可以經過自然療法而得到痊癒，不會留下後遺症，但ADHD患者就沒那麼幸運，由於受波及發炎的是管理情緒的腦回，因此通常會出現多方面的併發症，如果能提早治療，在神經突觸（Synapse）尚未萎縮、神經細胞本體（neuron body）尚未凋萎前，也就是只是處於發炎階段，而還未進入不可逆（irreversible）的狀態前，提早搶救的話，完全恢復的可能性較高。

併發症1　學習障礙（Learning Disorder）

所謂學習障礙是指在聽、說、讀、寫、推理、運算方面出現困難的情況，其原因乃是腦神經訊息傳導有障礙，也常會出現感覺統合功能方面的異常。

併發症2　對立反抗與行為規範障礙

約30～50%的ADHD兒童會出現容易跟人對立反抗，尤其在男童的比率偏高。當他心情不好時，會破口大罵或推擠，甚至會展現暴力，通常被評為個性固執、易怒、情緒起伏大，且會做出反抗體制的行為。

併發症3　憂鬱症（Depression）

研究顯示，約有1/3比率的ADHD兒童患憂鬱症。症狀包括鬱卒、沮喪、愛計較、注意力無法集中，記憶發生障礙，與朋友之間的互動不好、活動不足，自我嫌棄及負面想法等。

併發症4　妥瑞氏症（Tourette's Syndrome）

單純型妥瑞症係指只有主管隨意肌的腦回發炎引起的tics，而ADHD兒童所併發的妥瑞症則係除了主管情緒的腦回有發炎外，同時也波及主管隨意肌的腦回，才會併發妥瑞症。

併發症5　躁鬱症（Bipolar Disorder）

躁鬱症是一種交替極端性的情緒，高昂的情緒（躁症）與低落的情緒（憂鬱症）交替，躁症的症狀有：情緒變化非常大、過度自信、活動充沛、好幾天沒有睡覺也不會感到疲倦、話變得多、散漫，且會反覆做出危險動作等，鬱症的症狀有：煩躁、情緒低落、持續性的憂傷、無法解釋的哭泣、會有自殺的念頭、無法感到快樂、感到頭痛、腹痛等的身體上的不適，亦會感到全身無力、疲倦、無法集中精神、感覺生活很枯燥等。

併發症6　睡眠障礙（Sleep Disorder）

睡眠障礙包括翻來覆去睡不安穩、磨牙、說夢話、尿床、夢遊、中樞或周邊型睡眠呼吸中止症、多夢、睡夢中驚醒、盜汗、起床氣重、睡醒仍覺得很累，有些人則會有猝睡症。

三分之一兒童患有精神疾病

根據嘉義兒科莊凱全醫師發表於2017年7月18日發表於聯合新聞網上的文章顯示：「衛福部委託進行的台灣第一個全國性兒童及青少年精神疾病調查，是選定三年級、五年級、七年級的學生，發現以下任何一種精神疾患，如注意力不足過動症、特定畏懼症、夢魘睡眠疾患焦慮症、對立反抗障礙症、自閉症等，終生盛行率為32.3%，目前盛行率達28.7%，意即全國有近三分之一兒童有精神疾病，需要專業評估、協助；此外，有自殺意念者有3.1%，真正有自殺計畫是1.6%。」兒少的精神神經疾病若未能及時治癒，有可能延續至成年。

妥瑞與過動症的自然療法

以上這兩種疾病的臨床表現雖然完全不一樣，但是其根本致病原因卻類似，兩者都是腦細胞的過敏性疾病，只是過敏的腦組織部位不同而已。妥瑞症乃是主管隨意肌之腦回受到過敏原之干擾而發炎。而ADHD則是因為主管情緒之腦回過敏發炎。

在做3D立體腦波（3D EEG）檢測的時候，以這兩種疾病都同樣可偵測到異常的β腦波，治癒症狀消失後，異常腦波也同步恢復正常。

對這兩種疾病，傳統西醫認為，其發病原因不明，藥物或許可以控制症狀，但多數效果不佳，且可能會產生藥物副作。

作者在以自然療法治療妥瑞、過動症方面已有十多年的經驗，治癒率達95%，治癒的標準除了家屬主觀認定，3D EEG的改善乃是客觀證據。中道自然醫學的療法是先為患者抽血找出具有高抗體的過敏原，排名前五名的過敏原依序為牛奶、蛋、小麥、黃豆、花生，治療的方法就是首先避開過敏原食物，最重要的是採用常醣常油生酮飲食，甜食通常會加劇其症狀，因此禁食甜食飲料糕點是有絕對必要的，主食碳水化合物澱粉也要限制攝取在40%以下，同時必須增加油脂的攝取量，每公斤體重每天服用可見油2c.c.（2c.c/kg/D），其中omega-3必需脂肪酸約佔總脂肪量可見油的三分之一。

有了足量的油脂，所產生的BHB酮體可以在腦組織有效地發揮抗發炎作用。

腦神經組織有七成為油脂，服用足量必需脂肪酸也有助於腦神經細胞的修復。治療處方上除了限醣生酮飲食，也必補充綜合維他命B群、維生素C、GABA及鎂離子等，氫氣的吸入有助於穩定腦神經細胞，同時有加速痊癒的效果。

對於頑固型的患者則必須考慮執行嚴格的「斷醣」飲食，腦部光療帽、（750nm～1000nm），法律開放許可地區，可考慮使用非興奮性大麻萃取物，也就是大麻二酚（cannabidol,CBD）。

案例一　**20歲妥瑞症**

　　有一位20歲妥瑞症患者，不但臉表有無法控制的表情，同時發出聲音，為動作及聲音混合型患者，經過前往診所外保健館體驗吸入氫氣一小時後，再回到診所做3D EEG檢測，原本異常發電的腦波完全恢復正常，異常動作及怪聲也暫時同步消失，三個月後3D EEG恢復正常。

妥瑞症治療前後之 3D EEG 腦波

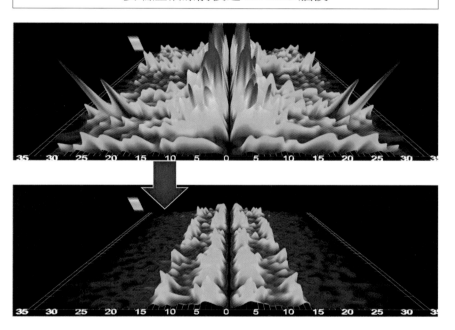

案例二　**4歲過動兒**

　　有一位4歲兒童，其主訴為眼睛癢、打鼾、腳底長濕疹、異位性皮膚炎、情緒：注意力不足、過動症、多話、停不下來，一直在尖叫。經抽血檢測，顯示他對蛋、豬肉、羊肉、雞肉、米飯、小麥、黃豆等均過敏。經過減少食用過敏原及限醣生酮飲食兩個月後，再複診時，發現他不但過敏痊癒，ADHD症狀也都消失，3D EEG也由原來的極異常轉變為正常。

過動 ADHD 治療前及痊癒 3D EEG 腦波

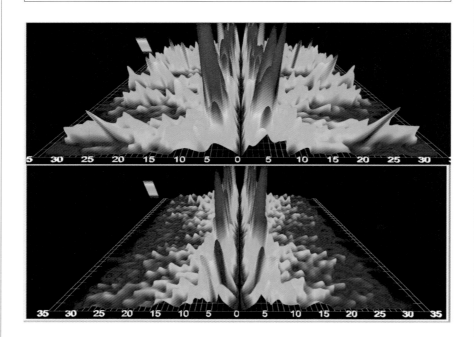

案例三　**9歲過動兒**

　　有一位9歲男童，主訴注意力思緒不集中、過動、暴怒、罵人、動手打人，看過身心（精神）科，吃過利他能，但未見效。其**3D EEG**發現很多異常ß波，經抽血檢測，發現他對牛奶、蛋、小麥、黃豆等均呈重度過敏。

過動 ADHD 治療前及痊癒後之 3D EEG 腦波比較

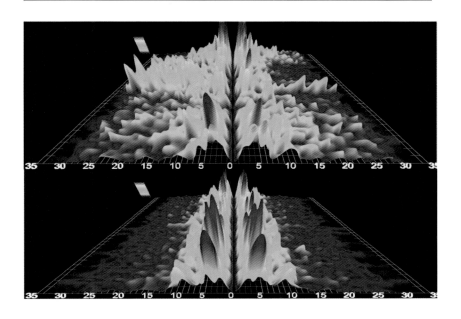

　　治療方面，就是在食物上避開過敏原，並採限醣（40%）、多油（50%）生酮飲食，另外加上吸氫氣、吃GABA、Vit B群、鎂離子等。五個月後複診，3D腦波已恢復正常，原本異常的情緒亦恢復，功課突飛猛進，還當選模範生。

3-15

生酮飲食對大腦疾病有神奇效果

有很高比例的初期精神神經疾病患者，都可以被偵測到有異常的 3D腦波，斷醣生酮飲食曾是癲癇的主流療法，癲癇發作時毫無例外的伴隨異常的 β 腦波（13-30 H_2），因此生酮飲食對精神神經疾病有療效也是理所當然的。

斷醣生酮飲食曾是癲癇的主流療法

斷醣生酮飲食在1910年開始運用的時候，就是運用在癲癇的治療，到了1940～1980年代，達到顛峰。絕大部分精神神經疾病患者，都可以被偵測到有異常的3D腦波，自然療法痊癒後，異常腦波也恢復正常。

生酮療法可擴及所有精神神經疾病

作者的自然診所成立於逾2010年，診療過的患者有三萬多人，精神神經疾病病患者佔了很大的比例，每位來門診初診及複診的患者都有做3D立體腦波（3D ElectroEncephaloGram, 3D EEG）及自律神經檢測（Heart Rate Variability, HRV），累積了大量的第一手臨床資料與心得經驗，並曾在2015年出版了一本《精神神經疾病不藥而癒》的書（搜尋此書名可在網路上閱讀）。

該書中強調只要不是先天性的，基因性的神經疾病，或是到了晚期，許多神經細胞已經退化死亡消失，而只是功能性障礙的話，都有機會經由自然療法來得到緩解，不再惡化，而且痊癒的比例也很高。

作者發現精神神經疾病的治療並不一定需要做到「斷醣」，其實只要做到「常醣」就足夠了，最重要是補充足量（佔熱量40%）

的油脂，其中以Omega-369為主，再加上氫氣的併用，絕大部分的精神疾病都可以得到緩解，甚至痊癒。不過如果能夠做到「斷醣」，那效果會更快。

　　臨床上發現，大部分的精神疾病或情緒障礙，都是由於神經細胞的營養不良所引發，尤其是油脂缺乏所引起。

精神神經疾病可以不藥而癒

　　作者常跟門診功能性精神疾病患者說，您這種病其實是「沒藥醫」的，患者往往聽了一臉狐疑，想想是不是找錯人了。接著又告訴患者說：「其實您並沒有病」，這句話患者似乎不容易腦筋急轉彎過來，自己明明就被精神科醫師診斷患有某種精神病，怎麼會是「沒有病」呢？「其實您只是腦神經細胞營養不良」。

精神疾病治療未來主軸－斷醣生酮飲食

　　若干年前，作者曾觀閱過一段影像品質很差的視頻，大意是說前蘇俄對數千人的精神病醫院中的所有患者，進行集體斷食一個月，並停用所有藥物，結果將近七成患者反而比在藥物控制下表現得更好，甚至康復，當時覺得那是無稽之談。

　　從事自然療法，運用斷醣飲食多年後，竟然也得到與上述視頻完全吻合的結論，即便是令精神科醫師束手的精神分裂（思覺失調），也有數十個痊癒案例。

　　斷醣生酮飲食創始的1910年，本來就是利用來治療腦異常放電的癲癇症，且取得令人滿意的結果。為什麼同樣都是有腦細胞異常放電的精神疾病，不能用斷醣生酮來醫治呢？

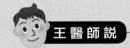

王醫師說

斷醣生酮飲食這樣做！
精神疾病不藥而癒

1. 必須減少碳水化合物的攝取，要做限醣，最好做斷醣生酮飲食，因為葡萄糖並不是好的燃料，會產生比較多的CO_2廢棄物。

2. 有些部位的腦細胞過度地利用葡萄糖，如果做葡萄糖同位素正子掃描（PET）攝影的話，有些部位特別明亮甚至變紅色（這狀況出現在癲癇、妥瑞、過動、舞蹈症、精神分裂、強迫症、躁症、恐慌症、某些巴金森症）。

3. 有些部位腦的細胞可能顯示出無法利用葡萄糖，PET呈現的是黯然無光的畫面（此情形以阿茲海默症、憂鬱症、注意力不集中、末期睡眠呼吸中止症最常見）。

4. 有時某些部位過度燃燒，有些不會燃燒葡萄糖的情況，同時間存在同一個人的PET影像中，因此表現出各種樣貌的神經精神疾病。

5. 做一次PET自費大約四萬元台幣，其實也沒有必要花那冤枉錢，不論是過度燃燒還是不會燃燒葡萄糖，那就索性都不要再利用葡萄糖做為燃料，也就是做「斷醣」生酮飲食，把燃料轉換成酮體（來自脂肪）就可以了。

6. 必須抽血找出血液中的高抗體食物，我們會檢測兩百多種食物及環境IgGE抗體，很可能過敏原透過「腸肺腦漏」進入您的腦部（妥瑞與過動症都是腦細胞過敏性疾病）。

7. 您的房間必須開窗通風，把室內二氧化碳（CO_2）濃度維持在1000ppm以下，絕不能躲在被子中，或把鼻孔遮起來睡覺，戴口

罩時鼻孔要露出來，其實戴口罩是不理性的行為，因為口罩根本擋不住PM2.5，反而使自己缺氧及吸入更多二氧化碳（見本書第三十七章：緊閉門窗睡覺CO_2過高會引發慢性腦病變）

8. 注意加強油脂攝取：如果做不來斷醣飲食，也必須做「常醣常油」的正常飲食。必須把每天油脂的攝取量，保持在佔熱量來源的40%以上。腦細胞有70%的物質是由油脂構成的，油脂缺乏是腦神經疾病的頭號殺手。

9. 強力排除腦細胞內的酸及自由基。

a. 神經細胞內的酸鹼值應為pH7.2，如果能由源頭減廢，改為燃燒比較有效率的酮體燃料，可以產生比較少的酸及自由基。

b. 吃了足量的必需脂肪酸之後，神經細胞膜品質會變好，有機會可以自行將酸及自由基排出細胞外，到細胞外液中，然後由腎臟排出體外。

c. 如果尿液一直呈鹼性，表示細胞內的酸並沒有被排到尿液中，這時如果以吸入大流量氫加氧氣介入的話，往往會在數個小時之內，就產生情緒改善的驚人變化。

d. 生酮飲食本身，對於精神神經疾病就已經有很明顯突出的效果，如果再以氫氣介入，則可以更強化生酮飲食的效果，彷彿如虎添翼。反過來說，如果只用氫氣而沒有限斷醣，增加油脂攝取量的話，氫氣的效果也只能維持短暫的效果而已。

胃食道逆流是腦神經疾病，
可以生酮飲食治癒

胃食道逆流並不是因為胃本身的問題，而是胃的頂頭上司，腦神經的錯。而所有腦神經的疾病，用生酮飲食來治療都非常有效。

胃食道錯掛腸胃科

有些人的胃食道逆流是不容易痊癒的，患者很痛苦無奈，藥都吃了，怎麼都不會好。醫師也很頭大，該開的藥也都開了，藥換來換去，換到都沒有藥好換了，原來是因為患者掛錯科了，因為胃食道逆流並不是因為胃本身的問題，而是胃的頂頭上司，腦神經的錯。

如果您說到這裡，恍然大悟之後，就去掛腦神經內科，保證您會被趕到腸胃科，這是怎麼回事呢？因為西醫學為了方便管理，錯誤的把人分成器官來治療。醫療產業方便了，但卻苦了病人。

胃食道逆流的機轉及症狀

人吞嚥食物時，食道之所以能把食物吞下去，是因為腦吞嚥中樞副交感神經訊號來驅動食道的肌肉，朝往前往下的方向蠕動。當食物被推送到食道與胃的交界處時，吞嚥中樞就下令主管下食道括約肌（Lower Esophageal Sphincter, LES），交感神經放鬆，於是賁門就在瞬間打開，讓食物通過掉入胃中。括約肌食物掉到胃中之後，吞嚥中樞又命令交感神經啟動，賁門又瞬間關閉起來。這大門如果關不緊是不行的，因為胃中的液體是酸鹼值很低，pH值可低到1的強酸（鹽酸HCl）。這些鹽酸是由胃壁細胞自行製造分泌出來的，強酸有利於把食物消化分解。胃酸的酸度雖然非常強，但胃黏膜的細胞也是耐酸

的，因此不會受傷，但食道壁細胞就無法抗酸了，最適合食道壁黏膜的酸鹼值是中性。

如果括約肌大門沒關緊，強烈的胃酸便會往上湧到食道內，這種情況我們稱之為「胃食道逆流」（Gastro-esophageal Reflux）。由於不耐酸的食道黏膜被強酸灼傷，人便會感覺到「火燒心」、胸悶、胸痛。這些症狀有時跟心臟病所引起的症狀不易區分。因此常有胃食道逆流的患者看錯科，尤其是錯跑到心臟科。心臟科醫師也來者不拒，先看再說，絲毫不敢大意。把心電圖、運動心電圖、24小時心電圖、心臟超音波都做完，甚至做了心導管，都沒有發現任何異常，於是誠實的告訴患者說，他「並不是有心臟病」，請去其他科檢查吧！患者雖然鬆了一口氣，但症狀卻仍未見改善。

胃酸的酸性成分是HCl鹽酸。鹽酸液體或氣體如果一直往上逆流竄，會灼傷聲帶咽喉，造成聲帶受傷、聲音沙啞、咽喉炎，有時流到口腔引起牙齒腐蝕蛀牙，有時又流竄到鼻腔引起慢性鼻炎。如果灼傷歐氏管出口或影響到中耳，就有可能造成中耳炎或暈眩。有些患者則是因為胃酸水流入氣管而引起夜間咳嗽。

如果胃酸逆流的時間過久，食道下端的黏膜細胞也會慢慢地適應強酸，由原來的食道正常鱗狀扁平型（Squamous）細胞，演化成好像胃黏膜的柱狀（Columnar）上皮細胞，原本怕酸的食道黏膜已經變成像胃黏膜那樣不再怕酸了，因此這時的胃食道逆流症狀表面上逐漸減輕，但實際上是在惡化中。逆流時日若更久，食道黏膜也會起皺摺，看起來好像是胃黏膜，這就進入了「巴瑞特氏食道症」（Barrett's esophagus）時期。胃食道逆流若一旦演變成巴瑞特氏食道症，癌化的風險就增高。有一說謂巴瑞特氏食道症是食道癌的前期。

做胃鏡時，有時還會看到食道壁遍佈潰瘍或食道壁長滿黴菌，這時患者往往會有吞嚥困難、吞嚥痛，無法進食暴瘦的主訴。

由於以上不適症狀的干擾，胃食道逆流患者的睡眠狀態就不可能會好，各種型態的睡眠障礙均有可能發生。

胃食道逆流的症狀

部位	症狀	原因、機轉
慢性喉嚨發炎	咽喉胃酸逆流；慢性喉嚨發炎；喉嚨異物感；喉嚨卡卡不舒服；聲音沙啞；喉嚨乾痛；喉嚨卡卡熱熱的；喉嚨感覺有東西；喉嚨灼熱及背痛；吞口水喉嚨會痛；說話聲音沙啞；喉嚨好像有一粒蛋；一直吞不下去；經常地、重覆地；需要清理喉嚨	a.胃食道逆流多發生在夜間躺下時。 b.胃每天會分泌2.4公升的胃液，胃液呈酸性，其酸鹼值(pH)可低至1，這是因為胃黏膜中有一種會分泌鹽酸(HCl)的特殊腺體細胞，因此，胃酸像鹽酸一樣具有強烈的腐蝕性，因此能消化食物及殺死食物中的細菌、寄生蟲。胃黏膜細胞具有自我保護機制，能耐此強酸。食道、咽喉的黏膜細胞則不耐酸。食道及咽喉之黏膜被胃酸侵蝕後，又被胃液中的蛋白質消化酶 Pepsin 所分解，因此造成像皮膚被鹽酸灼傷所引發紅腫熱痛的發炎反應。
腹部	早晚都在反胃；常打嗝；胃跟胸都悶悶的胃很悶；想吐；噁心；真的有吐出來；腹鼓脹；一吃東西就開始想吐；腹脹氣；想吐又吐不出來；打嗝酸水就上來；平常一直打嗝；飯後一直打嗝；胃有點硬硬的；肚子有灼熱感；早上起來胃的食物；還沒有消化掉；消化不良；早晚都在反胃	a.消化不良。 b.腸胃蠕動欠佳。 c.未消化的食物產生氣體，氣體無法往下排放，由胃至口腔嗝出。
口腔	口腔酸苦；蛀牙；門牙腐蝕如鋸狀；舌頭易潰瘍；口臭	a. 胃酸逆流至口腔。 b. 長期侵蝕牙齒。 c.胃酸的成分是鹽酸(HCl)，pH值1為強酸，會腐蝕骨頭、牙齒的法瑯質。

部位	症狀	原因、機轉
氣管	慢性咳嗽；氣喘；很難呼吸；一直咳不停；久咳不癒；一直咳不停又沒痰；說話容易失聲；夜間喘 乾咳；咳到無法呼吸	a.30％慢性咳嗽為胃食道逆流引發。 b.胃酸逆流至食道中段刺激迷走神經。 c.微量胃酸進入氣管引起刺激。胃酸嗆到支氣管，造成支氣管痙攣而產生類似氣喘的症狀。
胸部	久咳不癒；慢性咳嗽；胸痛胸悶到背痛；心悸；胸悶心跳快；火燒心感覺；食道逆流全身發麻；咳痰有血；胸悶有窒息感；一咳就好幾小時	a.胸痛必須與心臟及胸部疾病區分作鑑別診斷。 b.胸痛、心悸、胸悶患者若先去看心臟科，很可能被誤以為心臟有問題，而安排做心導管檢查。其實疾病的根源在胃腸道，只要把胃食道逆流治好，胸痛、心悸、胸悶的症狀就會消失。
神經系統受損	失眠；淺眠；情緒障礙；精神疾病；神經疾病	因胃酸逆流引起的火燒心、腹脹、咳嗽、心悸等而無法入睡或睡眠中驚醒。中醫云：胃不和則臥不安，失眠與胃有毛病相牽連。消化系統一旦有問題，腸胃道消化食物及吸收營養的能力也就變差，尤其是無法吸收到足夠的必須原料，來製造神經傳送素，則神經之間就無法好好溝通，不能同調同步共振作業。胃食道逆流是自律神經失調最常表現的方式，胃食道逆流又會更加重自律神經失調，幾乎所有的疾病，都跟腸胃道功能不佳有關，故治病需由改善腸胃道功能著手。 中醫則把人分上中下焦，下焦就是指腸胃道。中道醫學也是認為治病要由下焦著手，這一點中西醫其實是相通有共識的。

胃食道逆流，誰該負責任

　　下食道括約肌大門為什麼會關不緊呢？這原因可多呢！因為這塊環狀的括約肌就有如橡皮筋一樣，這可能由吞嚥中樞到第十對腦神經（Vagus nerve，迷走神經）路徑中的每一段神經細胞本體、神經軸索及神經結出了問題，但最常見的還是吞嚥中樞出了問題，吞嚥中樞所發出的交感副交感訓號，必須恰到好處，毫秒不差，符合了同調（coherence）、同步（synchronize）、共振（entrainment）性。器官本身或器官間才能和諧（harmony），平衡（homeostasis）器官組織之間的運動才能有效率性（efficiency），這樣一來，自律神經的整體運作就可以順暢（intuition）。

　　Intuition也可以翻譯成直感力、直覺力，嚴重的自律神經失調就有如整個發電廠、機器的運轉出問題，瀕臨當機狀態，一切都走了樣，人再也沒有辦法保持之前身心靈合一的神閒氣定狀態。

　　如果吞嚥中樞所發出的訊號，賁門該關的時候，沒有把它關起來，就造成胃食道逆流，也是自律神經失調的症狀，有些退化性腦神經疾病，連吞嚥中樞也受損，那就無法吞嚥進食。

　　腦內深處的吞嚥中樞受損，導致胃食道逆流，不應該去看腸胃科，而是做斷醣生酮飲食，把腦神經細胞修復好，請參考本書其他章節，不在此贅述。

3-17

生酮療法對視網膜病變也有效

根據作者臨床經驗，視網膜病變是腦神經疾病，屬於神經細胞營養不良，所以利用生酮療法多半都有很不錯療效。

視網膜病變是腦神經疾病

根據作者臨床經驗，眼睛視網膜病變，不論是眼黃斑部病變、眼底出血、眼中風、視神經萎縮等等，都跟阿茲海默症、巴金森、睡眠呼吸中止各種神經精神疾病一樣，都是屬於神經細胞營養不良的疾病。

主管視覺的視神經（Optic nerve），就是十二對腦神經之一，視網膜就有如感光底片，這感光底片中有密密麻麻的，由視神經演化而來的錐狀（Cone Cells）及桿狀細胞（Rod Cells），它們把接受到的光線，化成電波訊號，就把這訊號傳到大腦，才讓我們能看見東西，在一個漆黑沒有光線的空間每個人都會變成一個連光都看不到的類瞎子。

視網膜上的感光細胞，跟內耳中的感音毛細胞（hair cell）的作用是類似的，只不過hair cell接收傳導的對象是200Hz到2000Hz的音波。

而眼底感光細胞能接收到的是由380nm到750nm的可見光。

視網膜疾病沒有特效藥

　　視網膜病變，對眼科醫師來說，是沒有什麼特效藥可以把它治療好的，頂多就是觀察而已。

　　斷醣生酮飲食對腦神經疾病特別有效，而視網膜又是腦神經（視神經）的一部分，所以如果說，斷醣生酮飲食可以改善或者痊癒視網膜疾病，應該沒有人會反對吧。

生酮飲食對黃斑部病變有效

　　作者不是眼科醫師，沒有專攻眼科疾病，但事實上，有非常高比例做了生酮飲食的患者，都說視力有變好，以一位黃斑部病變個案來說明。

　　有一天，來了一位81歲男性患者，主訴記憶力差，家人說應該有老年癡呆症，同時他視力也不清楚，他說看不清我的臉，幾根指頭也分不清。由於年紀大，吃斷醣飲食是不可能的，只好要他少吃一點米飯麵食，每天最好能吃到Omega-369星星果油20c.c.＋MCT油60c.c.。

　　兩星期後他來複診，他做了3D腦波後，就先直接去外面的保健館吸H_2，吸完一小時再回到診所再做腦波檢測。患者再進入診間後，作者看到他吸氫前後的3D腦波變化（圖表49-4、49-5）嚇了一跳，因為幾乎變成正常。再問他看我的人清楚嗎？他說很清楚！再請他看銀幕上的小阿拉伯數字，他也都回答正確。

　　由於他不是來給我看眼睛的，因此他覺得眼睛看得清楚，跟作者的療法沒什麼關係，事實上則不然，因為腦波變得比較正常，視神經也變好，其實兩者是有相關的。大部分患者都會覺得生酮飲食自然療法之後，眼睛視力變好了。如果哪天有眼科醫師肯用生酮飲食及氫氣來治療眼睛疾病的話，那患者就有福了。

黃斑部病變患者，治療前後 3D EEG 腦波圖報告

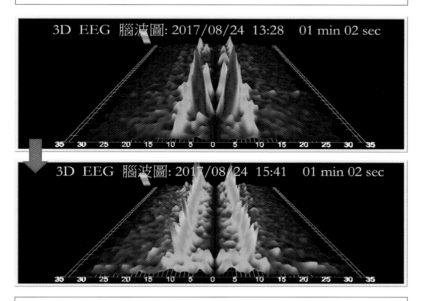

黃斑部病變患者，治療前後腦波強度報告

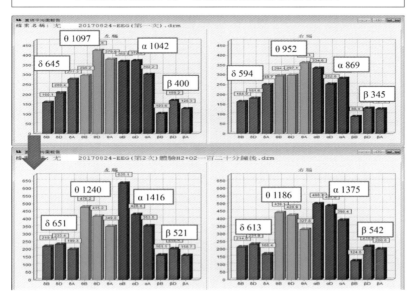

斷醣生酮飲食可治癒睡眠呼吸中止症

睡眠呼吸中止症令所有醫師都很頭痛，根據作者多年治療睡眠呼吸中止症的經驗總結，認為最能收效的治療方法，是徹底的做「斷醣」高油生酮飲食，加上睡眠中吸入氫氣，把體內的酸及自由基都排得一乾二淨，治癒率可達到99%。

　　睡眠呼吸中止症是一種令所有醫師都很頭痛，可說是沒藥可醫的疾病。患者就算去睡眠治療中心作了一系列的診斷，也只是得到一紙證明您有罹患睡眠呼吸中止症的診斷書而已。達到某個嚴重標準，就可以申請重大傷病卡，如此而已。

　　至於治療，大部分方法都是效果不彰的，例如：套止鼾器、手術切除懸雍垂、切除扁桃腺等，都收效甚微。

　　戴陽壓呼吸器（CPAP）應該是最有療效的，但有很多人戴了無法適應，更難入眠。

　　根據作者多年治療睡眠呼吸中止症的經驗總結，認為最能收效的治療方法，是徹底的做「斷醣」高油生酮飲食，加上睡眠中吸入氫氣，把體內的酸及自由基都排得一乾二淨，治癒率可達到99%。兩者都很重要，缺一不可，本文就是要說明為什麼「斷醣生酮飲食」治療睡眠呼吸中止症會有效的機轉，以及其發生併發症的原因及結果。

腦是最無法忍受缺氧的器官

　　健康成人未運動時的每分鐘的呼吸速率約在12～18次之間，睡眠中亦大略如此，將血液中的溶氧度（SpO_2）保持在96～99%之間。

人不論清醒時或睡眠中，血液中的血氧濃度都不可低於96%，一旦低於96%，便表示有缺氧。人體不同器官對缺氧的耐受度不同，例如被取下準備用來作移植的腎、心器官，可忍受稍長時間的運輸；截斷手指若保存方法正確，過了數小時仍可再接成功；骨科手術常規性用壓力帶把大腿或上手臂的動脈阻斷以便不流血開刀，時間可長達1.5小時。

根據目前之器官保存技術，心臟必須在4～6小時內、肝臟在8～12小時內、胰臟在8～16小時內、腎臟在24-28小時內移植完成，其他如眼角膜、骨骼、皮膚等，則可在組織庫內存放比較久的時間，等待有效運用。

人腦雖只佔體重的2%，但卻耗費25%的能量，因此，腦是高耗能器官，對於缺氧的耐受度極低，人只要完全停止呼吸五分鐘，腦神經元就會全數死亡，人如果睡覺中會打鼾或有睡眠呼吸中止症，腦缺氧的情況就難得以避免。

睡眠呼吸中止症的外顯症狀

腦神經細胞是全身60兆個細胞以及每一個器官組織的最高主管，在人清醒的時候，腦細胞都用來作有意識的思維，到了晚上，腦組織就必須充分休息，以及進行神經細胞的修復工作，就好比高鐵軌道白天通車，到了晚上就必須停開做軌道的保養。

一個睡眠呼吸中止症的人，晚上都處在缺氧狀態中，神經系統中的星狀、寡突、微膠細胞系統就沒有辦法好好做修復工作，神經細胞本身沒有辦法做好「充電」的工作，於是就出現很多外顯的症狀。

日間症狀：精神不繼、日間嗜睡（day time sleepiness）、怎麼睡都睡不飽、注意力不集中、記憶力減退、憂鬱、起床氣重、疲倦感、晨間頭痛、開會打瞌睡、開車打瞌睡。

夜間症狀：失眠、夜尿、睡眠中斷、輾轉反側、被自己鼾聲嚇到旁人觀察症狀：打鼾、目擊呼吸中止（Witness Apnea）、短暫噎住、倒吸一口氣（Chocking/ Gasping），更嚴重的後遺症是醞釀在1,500億個腦神經細胞內，就好像火山能量在地心積蓄，等到爆發出來就為時已晚。

睡眠呼吸中止症的成因及後遺症

睡眠呼吸中止症雖然分為周邊阻塞型及中樞型，症狀稍有差異，但其共同的潛在因素，都是由於腦細胞對於葡萄糖的利用能力變差。

在正常情況下，一個分子的葡萄糖可以產生38個ATP能量（電力），如果管理舌部不要往後掉肌肉的腦神經細胞無法發出正常的電力，或電力傳送鏈的神經傳導素（neuro transinitter），或有如電線的神經軸索（axon）品質不良等因素，導致無法控制該肌肉，使之往前拉緊，舌頭就會往後掉，導致塞住呼吸通道口咽（oropharynx），這就產生了周邊型呼吸中止。

如果控制橫隔膜及肋間肌（呼吸肌）的腦神經呼吸中樞，沒有發出吸氣指令，就產生了中樞型中止，嚴重型的睡眠呼吸中止，大多是周邊中樞混合型。

既然睡眠呼吸中止乃是肇因於腦神經細胞對葡萄糖的利用率不佳，那就改為使用酮體吧！就好比有兩種不同燃料引擎的車，燒柴油的引擎壞掉，改啟動汽油引擎是一樣的。

這就是絕大部分睡眠呼吸中止症患者，在執行嚴格斷醣生酮飲食，腦細胞改為燃燒酮體（脂肪先轉為酮體）之後，中止症狀就迅速改善的原因。

葡萄糖的燃燒率比脂肪酸差，脂肪酸的效率比葡萄糖的效率好27%，產生較多的ATP，較少的二氧化碳（CO_2），是比較乾淨的能源。

再來，也可能是燃燒葡萄糖的粒腺體引擎用久了，效率變差，好像車子引擎故障，燃燒不完全冒黑煙；車子引擎故障可以送廠維修，一個細胞有幾千個粒腺體，針頭那麼大的面積，粒腺體有幾十億個，沒有維修的可能，改換燃料是唯一的方法。

睡眠呼吸中止症導致疾病的機轉：睡眠呼吸中止症除了引起上述外顯症狀，有可能引發代謝症候群、腎功能受損、腎衰竭、糖尿病、阿茲海默症、失明等等併發症。

睡眠呼吸中止併發症的機轉

1.中止症者常昏睡

　　當中止症發生的時候，血氧濃度由正常的96～99%，一直往下掉，掉到90%、85%、80%，這也就是有睡眠呼吸中止症者幾乎不會有失眠的問題，因為他一躺下去就打呼，就缺氧及二氧化碳堆積，產生二氧化碳麻醉（CO_2 narcosis）的狀態。那不是進入真正有效率的深度睡眠，而是因缺氧及CO_2增加而「昏」過去。

　　但通常患者醒不過來，因為腦缺氧了，越睡越想睡。由於晚上沒有真正進入深度睡眠，所以白天易打瞌睡，提不起精神，據說有很大比例開車時撞前車屁股者，都有中止症。

2.中止症者易患高血壓、盜汗

　　佔體重2%的腦，卻消耗了25%的氧氣能量，只要停止供氧三分鐘，腦細胞就全部死亡。缺氧對於腦細胞來說，是非常重大的危機，它立即的反應就是通知心臟跳快一點或把壓力增加一點。

　　人在進入睡眠狀態的時候，必然是副交感神經活性（HF）高過交感神經活性（LF），而腦如果想要命令心臟跳快一點，就必須透過第十對腦神經（Vagus nerve，迷走神經）發送交感神經指令給心臟。交感神經也是管全身汗腺的（手掌除外），交感高了，汗腺也受到刺激，於是人就流汗了；由於交感高於副交感，就表示人處於非深度睡眠狀態，但又因為缺氧及二氧化碳麻醉中，而繼續昏睡。

　　以上，就是本態性高血壓（essential hypertension）形成的一部分機轉，如果因為血壓高而去看心臟血管科，醫師的職責當然是開降血壓的藥給您吃，因為如果血壓超過200mmHg，有可能有血管破裂的危險。

　　如果吃了降血壓的藥物，晚上腦要求心臟增加壓力時，心臟回答說沒辦法升高，因為被藥物控制住了，於是腦只好打其他器官的主意，輪到其他器官遭殃了。

其實血壓不是可以隨便採用藥物來強行降低的，因為身體有了不好的狀況，血壓才會不得不升高；不過，這不能怪心臟科醫師，因為西醫都是分科分器官來治療疾病的，如果心臟科醫師不能幫人降血壓，那他還能怎樣？

3.中止症者，腎臟易受損

腦不能缺氧，但腎臟可忍受36小時的無氧狀態，找不到氧氣可挪用的大腦，於是就盯上了腎臟，把腎血管血流減少，腎久了也會受損，於是出現蛋白尿、血尿的問題，腎臟沒有足夠的能量來排泄廢棄物，於是各種廢棄物如尿素氮（Blood Urea Nitrogen, BUN），尿酸等就高了起來，腎功能過濾率也降低，就算瀕臨洗腎前的呼吸中止症患者，只要用對方法，立即做斷醣生酮飲食，並以氫排光體內的酸及自由基，由源頭控管損害，大都可以避免惡化到洗腎。

4.中止症與糖尿病

胰臟晚上都是處於休息狀態，如果腦調控取氧的對象是胰臟，則缺氧受損的胰島β細胞，很可能所製造出來的胰島素品質欠佳，久而久之，糖尿病就逐漸形成。

5.中止症與阿茲海默症

腦部由於經常處於缺氧狀態，腦神經細胞本身可能死亡，腦神經細胞自己不會找東西吃，都是靠星狀細胞以一些吸盤吸在血管壁上，形成血腦障壁（Blood Brain Barrier, BBB），由此處吸收氧氣營養。糖尿病又與眼睛疾病、黃斑部病變、失明很有關係，缺氧，供應腦神經細胞的這些後勤部隊也失能了，本來不會死亡的腦神經（人活到120歲仍耳聰目明才正常）也一個個死亡消失，電腦斷層可看到腦萎縮，病理切片則是充滿死亡腦細胞與無法代謝掉的葡萄糖垃圾，病理學家稱之為「類澱粉」（β-amyloid protein）堆積，因此，阿茲海默症也叫第三型糖尿病。

案例一　**呼吸中止症的個案**

基本資料：陳××，男，26歲

診斷：強迫症（obsessive behavior）、過動（ADHD）、躁鬱症（Bipolar disorder）、睡眠呼吸中止症（Sleep Apnea）。

　　主訴及病史：自小學開始，就被診斷為ADHD，長期服用Ritalin及Abilify藥物，從小到大都在美國看精神科，前後看過的精神專科醫師超過十位，所給的診斷名稱，不外乎過動症（ADHD）、躁鬱症（Bipolar Disorder）、憂鬱症（Depression）、強迫症等，榮總則診斷他患有重度睡眠呼吸中止症，他長期都依賴精神科醫師所開的藥物來緩解症狀。他的強迫症主要是表現在洗澡必定超過兩個時，除非家人把水龍頭關掉，否則他不肯由浴室出來。

　　自行勾選的症狀：初診病歷上有完整問卷供勾選，他自行勾選的項目如下。

■頭部：頭暈、頭重，曾有偏頭痛。

■眼睛：眼睛乾澀、眼睛疲勞、視力模糊、眼睛癢。

■耳朵：耳朵內阻塞感，耳朵曾有中耳炎。

■口腔：口腔內感覺異常、味覺苦澀、口腔乾渴，常覺得口渴，口水變少。

■咽鼻喉：咽喉異物感、咽喉阻塞感、喉嚨很乾、聞不到氣味、打鼾、容易感冒、過敏性鼻炎。

■腸胃：胃食道逆流、便秘、便意感頻繁。

■皮膚：多汗症、全身易出汗、腳底出汗長濕疹、蕁麻疹、汗皰疹、異位性皮膚炎、慢性濕疹、乾癬。

■精神：情緒起伏不定，無法勝任工作、長期失業、待業中，無法控制情緒、常熬夜、憂鬱、低潮、注意力思緒不易集中、記憶力減退、心理疲倦感、身體無力感、負面思考、沮喪、覺得人生無意義、睡醒仍覺得很累、思考中斷、常腦筋一片空白、睡前止

不住思考、仇恨感過重、常亂發脾氣。

■肌肉：肌肉緊繃、肌肉痠痛、無力倦怠感、腰痠背痛。

■心臟血管：胸悶、吸不到氣，運動會喘、不運動也喘。

■肺臟：呼吸困難、呼吸急促。

■其他：看過身心（精神）科，正在吃抗焦慮藥。

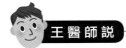 **王醫師說**

1. 陳××初診日期為2014年11月24日，其腦波圖為腦細胞廣泛放電，為典型之睡眠呼吸中止症者腦波。心電圖顯示有心律不整心室早期收縮（Ventricular Premature Beat, Vpc），每分鐘的異常波約兩個。

2. 我們幫他抽血檢驗，給予一本「空氣食物護照」。建議他嚴格禁食有高抗體的食物，以免具高抗體食物透過腸漏症並穿透被破壞的血腦障壁進入腦部，造成腦細胞的再度傷害。

3. 除了服用修補腸肺腦漏的常規配方，特別叮嚀他要把每天吸入$H_2 + O_2$的時間，提升到三小時。

空氣食物護照：

姓名：陳

IgE急性過敏反應圖譜		

IgE急性過敏反能圖譜		
重度	6級	
重度	5級	
中度	4級	
中度	3級	
輕度	2級	早熟禾；刺莧草 ；貓毛
輕度	1級	百慕達草；粉塵蟎；龍眼乾；

姓名：陳

IgG慢性過敏反應圖譜		

IgE慢性過敏反能圖譜		
重度	6級	
重度	5級	杏仁；
中度	4級	小麥；花豆
中度	3級	牛奶；優格；蛋白；蛋黃；櫻桃；葡萄柚；芭樂；梨；黃豆；綠豆；花生；腰果；薑；大蒜；
輕度	2級	起司；鰻魚；花椰菜；四季豆；南瓜；小黃瓜；蘆荀；蘿蔔；胡蘿蔔；蘋果；香瓜；西瓜；紅豆；蜂蜜；蔥；
輕度	1級	豬肉；羊肉；雞肉；鴨肉；鵝肉；花枝；鱈魚；菠菜；高麗菜；芹菜；青椒；茄子；竹荀；洋蔥；鳳梨；葡萄；草莓；檸檬；水蜜桃；胡桃核桃；咖哩；辣椒；白胡椒；九層塔；黃耆；紅棗；蓮子；

陳 ×× 初診及 37 天後之腦波強度報告比較

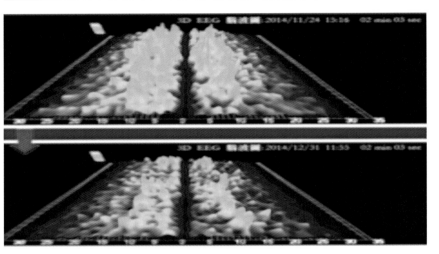

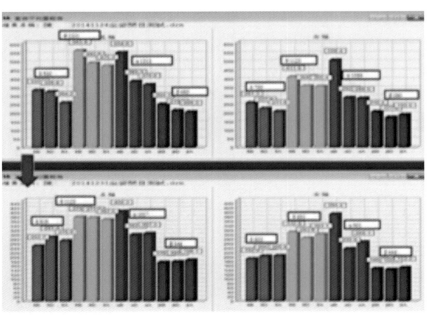

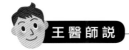 王醫師說

2014年12月31日複診時，患者分享的心得如下：

a.絕大部分之前的精神疾病症狀都消失了，覺得神清氣爽，神閒氣定。

b.自從來中道診所初診後，就再也沒有吃過精神科的藥了。

c.睡得很好，醒來有精神，表示他的睡眠呼吸中止症有改善。

d.他本來有很嚴重的口乾舌燥症狀，現已完全恢復。他在11月24日初診時就表示，本來口渴得要命，就算大量喝水，把肚子灌到脹起來，也無法解渴，但吸了一小時的$H_2＋O_2$後，極度口渴的感覺立即消失。

e.複診2014年12月31日的3D EEG，與2014年11月24日初診時的3D EEG比較起來，原本大量放電的異常腦波已奇蹟似的消失，整體接近正常。

f.治療後，過強的腦電波全面降低，患者在治療後的左右腦 α β 的腦波，比治療前全面降低，左腦減少773，右腦減少648。

	左腦				左腦		
	治療前	治療後	前後兩次檢測腦波強度改變值		治療前	治療後	前後兩次檢測腦波強度改變值
α 波	1313	1017	減弱 296	α 波	1088	901	減弱 187
β 波	683	546	減弱 137	β 波	580	446	減弱 134
θ 波	1351	1123	減弱 228	θ 波	1125	895	減弱 230
δ 波	930	818	減弱 112	δ 波	700	603	減弱 97
總量	4277	3504	減弱 773	總量	3493	2845	減弱 648

根據腦波強度計算，陳 ×× 治療前後降低之數值比較

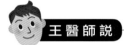

王醫師說

1. 我採用的自然醫學專攻腦神經受損後的修復工作，並不刻意去追究腦部神經受損後的外顯表現症狀，例如：恐慌、躁鬱症或是強迫症。不論精神神經科醫師所下的診斷是什麼，我們所採用的治療方法只有一種，就是斷醣生酮高好油加氫氣，避免腦神經被再度破壞，並將之修復。

2. 患者的口乾舌燥之所以能在當天就立即改善，並就此恢復正常，以及 O2 在粒腺體的 Cytochrome Oxidase 製水工廠中合成內源性生成水（Endogenesis water）有關。其實我們很早就發現，大部分口水少、眼乾，被列為修格蘭氏自體免疫疾病的患者，其實並非是因為分泌唾液眼淚的腺體遭受自己免疫系統攻擊破壞，有些人只是細胞粒腺中的製造水的工廠（Cytochrome Oxidase）缺乏原料所導致。$H_2 + O_2$ 對舌燥症、乾眼症的絕佳效果，其實是意外的發現。

3. 如果白天清醒時吸入 $H_2 + O_2$ 的效果還不夠好，可考慮睡眠中持續吸入 $H_2 + O_2$，效果往往令人驚豔。

4. 睡眠呼吸中止重症末期已有心臟衰竭或已罹癌之患者，若使用 CPAP 再加上 $H_2 + O_2$，即可有效阻止病情繼續惡化，至少也可以再不使用任何藥的條件下，減輕症狀及延緩死亡。

案例二　重度睡眠呼吸中止症

基本資料：黃××，男，40歲

診斷：1.重度睡眠呼吸中止症，2.痛風，3.糖尿病，4.膀胱過動症，5.異位
　　　性皮膚炎，6.纖維肌痛症，7.高血壓，8.曾發生敗血症

　　2014年4月，作者在馬來西亞宋佛州演講時，他特別跟我打招呼，一星期後專程飛來台灣。他從小體弱多病，因纖維肌痛長期吃類固醇，副作用導致月亮臉、水牛肩等等副作用。他到台灣後，作者幫他量測睡眠呼吸中止症程度，發現一個晚上呼吸中斷52次，屬中樞型，夜尿為五次，治療方面，則是馬上做斷醣生酮飲食加上每天吸入5小時，流量為280Liter H_2+O_2/hr的氫氧氣，其原本極低的自律神經活性，在三天內恢復到正常，夜尿為零次。心跳由初診時的116次，三天後降到79次（見圖表40-9）。第四天離開台灣後，他並未來複診，但仍持續做斷醣生酮飲食。一年後在醫學會上再見面，幾乎快認不出他來了，體重由85公斤降到60公斤，精氣神都不錯，他說所有的藥物都停了，不要說睡眠呼吸中止，連打鼾都消失了。 他新婚的越南籍太太，用不熟練的華語說，她可以作證，老公真的沒有打呼了。

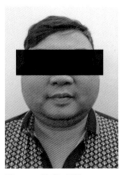

黃 ×× 的月亮臉

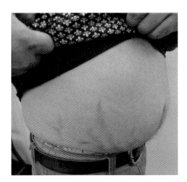

黃 ×× 類固醇所引發之妊娠紋副作用

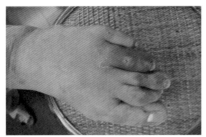
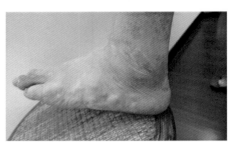

黃 ×× 痛風併發潰瘍感染　　　　黃 ×× 全身多發性痛風及敗血症

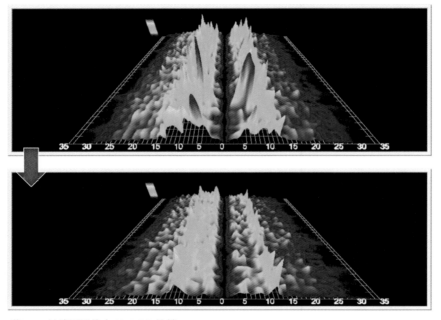

黃 ×× 治療兩天後之 3D EGG 比較

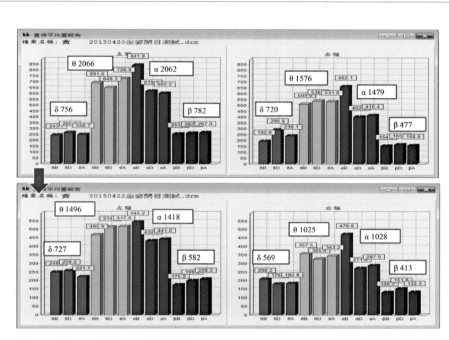

黃 ×× 治療兩天後之 EGG 強度比較

腦波	左腦			右腦		
	2015/04/20/17:52	2015/04/22/11:03	前後兩次檢測腦波減弱度	2015/04/20/17:52	2015/04/22/11:03	前後兩次檢測腦波減弱度
α	2062	1418	644	1479	1028	451
β	782	582	200	477	413	64
θ	2066	1496	570	1576	1025	551
δ	756	727	29	720	569	151
腦電波總強度	5666	4223	1443	4252	3035	1217

黃 ×× 初診時吸氫氣前後之 EGG 強度比較

【自律神經量測各項數值圖】

黃　　　　　　　①　　　　②　　　　③　　　　④　　　　⑤　　　　⑥　　　　⑦

HRV 項目	標準值	2015/04/20	2015/04/20	2015/04/21	2015/04/21	2015/04/22	2015/04/22	
SDNN 活性	24.40±10.00	6.71	16.59	4.55	12.47	18.98	23.93	
LF 交感	221.46	10.59	35.94	4.08	20.95	116.75	282.67	
HF 副交感	92.56	8.11	31.55	3.65	13.69	41.79	40.91	
LF + HF	314.02	18.7	67.49	7.73	34.64	158.54	323.58	
LF/HF 平衡	2.39±1.2	1.31	1.14	1.12	1.53	2.79	6.91	
HR 平均心跳		116	100	101	92	87	79	
檢測時年齡	40	40	40	40	40	40	40	
自律神經年齡								

黃 ×× 之 HRV 比較

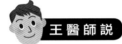

王醫師說

看起來，睡眠呼吸中止症的「無效治療」健保給付，必須要被取消，改為斷醣生酮飲食給付，才能撥亂反正。這樣一來，健保局不但可以立即節省支出，其他後續的睡眠呼吸中止後遺症例如高血壓、代謝症候群、腎功能受損、糖尿病、阿茲海默症等，也不會再像工廠生產線那樣，無止境地被製造生產出來。

王群光自然診所：「中道自然醫學」的孵化器

•來看診必須先做好自然醫學功課

座落於台北市羅斯福路三段，國立台灣大學門口附近，台電大樓斜對面的王群光自然診所，是由王群光醫師創立並擔任院長，也有請一些醫師好友駐診。診所規模並不大，約150多坪，木質裝潢籐座椅，給人溫馨的感覺。

如果您打電話+886-2-23671086去預約，診所同仁會詢問您想要看哪一方面的病？希望您在來看門診前，先把王群光醫師有關疾病的視頻以及自然療法文章仔細閱覽一下(請GOOGLE搜尋「王群光醫師著作」)，要先認同「不吃藥不打針自然療法」的初步觀念，才能來看診。

這本「生酮飲食的疾病斷根法」出版後，看診者勢必又多了一門功課要做，就是上博客來買這本書，先把它讀通，要是認同王醫師所強調的，生酮飲食可防病治病概念之後再掛號。這樣才能避免出現雞同鴨講的情況。

•初診要看三個小時

診所同仁也會叮嚀您必須保留至少三個小時的看診時間，因為身為台灣腦波自律神經醫學會創會理事長的王群光醫師，極為重視患者的3D立體腦波（3D EEG）及自律神經檢測（HRV）檢測，由於人腦透過自律神經管控全身組織器官，因此這兩項檢測結果對評估人體的健康狀況是非常重要的，進行一小時的排酸及排自由基挑戰測試前後，都必須各做一次腦波自律神經檢測，再比對其變化。

•患者來自世界各國

如果您是在看診的尖峰時段來到診所，可能會覺得有點人擠人，也會聽到各種不同地區的口音，甚至見到黑人、白人等外國人來看診。如果彼此之間攀談一下，您可能會訝異的發現有很多都是來自世界各地，尤其是美國的華人，絕大部分都是親友曾來診所就診，覺得效果不錯才推薦朋友來看診的，甚至還有多位朋友不約而同都建議來找王醫師看診。

•小小診所卻成了醫療後送單位

常有素昧平生的醫師，推薦自己的家屬或已經束手無策的患者來看診，更有看了無數醫師都藥石罔效的疑難雜症患者，在反覆看了王醫師的視頻文章好幾年之後，才下定決心，把王醫師的診所當成治療疾病的最後一站，還有人說要是連王醫師都治不好的話，那就只好放棄治療了。

其實王醫師並不覺得自己有甚麼神奇的功力，也只不過是幫患者抽血送驗檢測過敏原抗體，然後再根據報告，並避開多種食物及環境抗體過敏原，以冀減少身體發炎，再來就是儘量少吃富含碳水化合物澱粉類食物，蛋白質也不能吃過量。最重要的是，要把omega-369好油吃到夠，也就是執行生酮飲食而已。

曾有一位從醫學中心加護病房退休的護理師，在上班第一天就嚇了一跳，語重心長地說：「您診所的患者幾乎都是醫學中心重症級的」。她說的沒錯，這是因為王醫師在西醫臨床的經驗實在太多樣化精彩了，在專科醫師制度尚未建立落實，三、四十年前的台灣，醫師都是樣樣武藝要貫通的，王醫師就曾有加護病房、麻醉科、外科、骨科以及十年急診科的西醫臨床經驗，因此就算碰到再嚴重的疾病，也可以舉重若輕，習以為常。部分則歸因於低脂飲食在廿～廿一世紀，已成為像瘟疫般的大流行起來，迄今未歇，導致構成細胞膜的主成份－油脂都嚴重缺乏，因此只要補充足量的omega-369油脂（常油）之後，大部分所謂疑難雜症都可以得到相當程度的改善。

• 百病同源同療，標本並治

王醫師的療法之所以效果佳，是因為能做到標本並治，他不但是已經頓悟黃帝內經「陰陽平衡」（陰平陽秘，精神乃治，陰陽離絕，精氣乃絕）的醫者，更可以用各種有效的方法，來調整與自律神經失調為同義詞的陰陽失衡。

他徹底遵奉百病同源（細胞內酸與自由基堆積），百病同療（排酸與自由基）的祖訓，並且用實證科學證據（3D EEG、HRV、尿液pH、尿液自由基）來加以證明，100% evidence base。如果要問王醫師有什麼獨門絕活秘方，那就是走在全世界人類醫學最前端，罕為人所知悉的Hydrogen Medicine 及 Phototherapy。

• 中醫學為體，西醫學為用的中道自然醫學

由於具有十多年豐富的自然療法臨床經驗，王醫師曾當著一群中醫師的面，大言不慚的說，他雖然不曾修過中醫學分，也沒有中醫師執照，但他覺得自己才是名副其實的「中醫師」。因為傳統的「中醫」亦屬「自然療法」的一環，而王醫師所採用的「自律神經陰陽平衡」、「百病同源同療」、「醫食同源」不正是「中醫學」的精髓嗎？

在王醫師看來，西醫學只不過是像併裝車一樣，東拼西湊出來一些可以遮掩「器官」異常症狀的學問，就誤認為那就是「科學真理」；西醫學其實並沒有把

「人」當成一個必須平衡的完整個體來看待，而是分科成器官觀來治療，但中醫學的精髓就是講究人的整體「平衡」。用現代科學觀點來說，就是「自律神經（陰陽）平衡」、「交感副交感平衡」、「氧化還原反應平衡」、「酸鹼平衡」等。

　　既然中醫學的精髓優於西醫，那麼中醫又為何會沒落呢？那都是因為後代的人抱殘守缺，缺乏創新創意所導致，王醫師雖然尊崇中醫學精髓，但卻不像那些不求長進，拒西醫學於千里之外，又只會鸚鵡學舌，食古不化的傳統中醫師那樣，只會說些讓人有如鴨子聽雷的華陀時代古用語。更不屑那些徒具中醫師的資格，卻只開西醫處方的假中醫師，王醫師則是使用現代人都能一聽就懂的現代西醫學語言詞彙，來闡述發揚中醫學的精義，「中道自然醫學」於焉誕生。

　　「中道自然醫學」成功地把只有兩百多年歷史（從顯微鏡發明後算起），但收納了近代科學物質文明精華的西醫學，成功嫁接在具有五千年文明的傳統中華醫學文化的「陰陽」砧木上。

　　「中道自然醫學」體系強調醫學不可分派別，能抓老鼠的就是好貓，能不必依賴中西醫藥物就把病治好的方法才是王道。

　　瘋狂野蠻突變，濫用類固醇抗生素，以做沒必要檢測以及執行無效醫療為能事，把病患當成生財工具，商業利益掛帥的西醫學黑色魔塔產業鏈，像黑洞一樣吞噬了全人類的健康。他希望「中道自然醫學」能像西遊記中，觀世音菩薩所持，可收納五湖四海之水的玉淨瓶那樣，把已經失控的孫猴子西醫學怪獸，收服在羊脂玉淨瓶中，再加以馴化再造，讓它能夠真正的為人服務。

• 「中道自然醫學」將成全人類主流醫學
　　表面上看來，一支獨秀的西醫學已經獨大百餘年，中醫學則節節敗退沒落，其實這只是暫時的假象；「中道自然醫學」乃是以中醫學的「陰陽平衡」精髓為根基的創新醫學，但不排斥任何源流的醫學，故能以海納百川，有容乃大之姿，汲取各家之長，尤其是去西醫學之糟粕，吸納其精華，假以時日，具有五千年文化背景的「中道自然醫學」，終將成為具有中華民族復興特色的全人類主流醫學。

生酮飲食的疾病斷根法：第一本華人醫生臨床生酮寶典

作　　　者	王群光
社　　　長	張淑貞
總 編 輯	許貝羚
美 術 設 計	關雅云
行 銷 企 劃	曾于珊

發 行 人	何飛鵬
事業群總經理	李淑霞
出　　　版	城邦文化事業股份有限公司　麥浩斯出版
地　　　址	04台北市民生東路二段141號8樓
電　　　話	02-2500-7578
傳　　　真	02-2500-1915
購 書 專 線	0800-020-299

發　　　行	英屬蓋曼群島商家庭傳媒股份有限公司城邦分公司
地　　　址	104台北市民生東路二段141號2樓
電　　　話	02-2500-0888
讀者服務電話	0800-020-299（9:30AM~12:00PM；01:30PM~05:00PM）
讀者服務傳真	02-2517-0999
讀者服務信箱	csc@cite.com.tw
劃 撥 帳 號	19833516
戶　　　名	英屬蓋曼群島商家庭傳媒股份有限公司城邦分公司
香 港 發 行	城邦〈香港〉出版集團有限公司
地　　　址	香港灣仔駱克道193號東超商業中心1樓
電　　　話	852-2508-6231
傳　　　真	852-2578-9337
Email	hkcite@biznetvigator.com
馬 新 發 行	城邦〈馬新〉出版集團Cite(M) Sdn Bhd
地　　　址	41, Jalan Radin Anum, Bandar Baru Sri Petaling,57000 Kuala Lumpur, Malaysia.
電　　　話	603-9057-8822
傳　　　真	603-9057-6622

製 版 印 刷	凱林印刷事業股份有限公司
總 經 銷	聯合發行股份有限公司
地　　　址	新北市新店區寶橋路235巷6弄6號2樓
電　　　話	02-2917-8022
傳　　　真	02-2915-6275
版　　　次	初版 1 刷 2018年7月
	初版 13 刷 2023年8月
定　　　價	新台幣420元 / 港幣140元

國家圖書館出版品預行編目(CIP)資料

生酮飲食的疾病斷根法：第一本華人醫生臨床
生酮寶典 / 王群光著.
-- 初版. -- 臺北市：麥浩斯出版：
家庭傳媒城邦分公司發行, 2018.07
　面；　公分
ISBN 978-986-408-401-2(平裝)
1.健康飲食
411.3　　107010869